JOSEF ZACHER

Herausforderung Arthrose

AKTUELLE BEWERTUNG DER KONSERVATIVEN THERAPIE

BERUFSVERBAND DER FACHÄRZTE
FÜR ORTHOPÄDIE E.V.

Für mehr Vorsorge und Kompetenz!

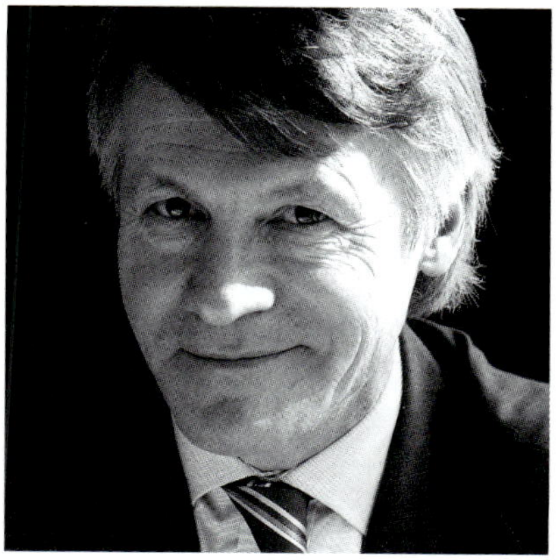

Diagnostik, Therapie der Arthrose und Arthroseberatung haben in der Orthopädie einen besonders hohen Stellenwert. Praxis und Klinik sind davon gleichermaßen betroffen. In der Diagnoseskala der Praxis steht die Gonarthrose nach dem Rückenschmerz an Platz 4, die Coxarthrose an Platz 10. Für beide Arthroseformen ist eine signifikante Zunahme der Inzidenz und Prävalenz nach dem 40. Lebensjahr zu verzeichnen. Mit der Erkrankung geht oft eine empfindliche Einschränkung der Mobilität und Lebensqualität der Betroffenen einher.

Die Behandlung der Arthrose unterliegt einer in allen Stadien beeindruckend positiven Entwicklung sowohl in konservativer als auch in operativer Hinsicht. Einen großen Sprung nach vorn haben in den beiden vergangenen Jahrzehnten die operativen Behandlungsmöglichkeiten - Arthroskopie, Knorpelchirurgie und Endoprothetik - gemacht. Aber auch für die konservativen und präventiven Möglichkeiten liegen neue Erkenntnisse und Forschungsergebnisse vor.

Eine vordringliche Aufgabe für die Orthopädie sind neben der Behandlung Prävention und frühestmögliche Intervention, um die Entwicklung einer Arthrose einzuschränken oder diese zu verhindern. Dieses Anliegen wird mit Blick auf die indirekten Kosten der Arthrose in Höhe von ca. sechs Milliarden Euro und die Einschränkung der individuellen Lebensqualität der Betroffenen mehr als nachvollziehbar. Gerade dem in der Praxis tätigen Orthopäden fällt hier als qualifiziertem Facharzt für die Haltungs- und Bewegungsorgane eine Schlüsselrolle in der präventiven Tätigkeit und stadiengerechten Behandlungsentscheidung der Arthrose zu.

Die hohen indirekten Kosten sind nicht nur Kennzeichen von Unter- und Fehlversorgung der Erkrankung, sondern auch Ausdruck einer defizitären Forschung. Die Gründe für die Unter- und Fehlversorgung sind einerseits im Patientenverhalten zu suchen, andererseits in unzureichend kompetenter Behandlung. Deshalb muss die Öffentlichkeit über Inzidenz und Prävalenz der Arthrose aufgeklärt, müssen Standards in leitlinienbasierten Behandlungs- und Präventionsmöglichkeiten sowie sinnvolle Schnittstellen zwischen Orthopäden und Nicht-Orthopäden definiert werden.

Dieses Buch verfolgt das Ziel, dem orthopädischen Leser die neuesten Erfahrungen und wissenschaftlichen Erkenntnisse konservativer und damit auch präventiver Behandlungsmöglichkeiten in der täglichen Praxis zusammenfassend darzustellen.

DR. SIEGFRIED GÖTTE
1. Vorsitzender des Berufsverbands der Fachärzte für Orthopädie

Inhalt

Einleitung

JOSEF ZACHER

Arthrose – die Verschleißerkrankung der Gelenke – ist die Volkskrankheit schlechthin.

Befragt man in der Bevölkerung die über 55-Jährigen, so haben 25 % davon im letzten Jahr an den meisten Tagen eines Monats Schmerzen in einem Kniegelenk verspürt. Mehr als die Hälfte davon ist zusätzlich in ihrer Funktionalität eingeschränkt.

Epidemiologische Studien zur Arthrose stützen sich vor allem auf klinische Befunde. Ca. 50 % aller Patienten mit klinischen Hinweisen auf eine Arthrose weisen keine Röntgenveränderungen auf, umgekehrt haben etwa 50 % aller mit klassischen Röntgenveränderungen einer Arthrose keine klinisch relevanten Beschwerden.

Etwa 1-2 % aller über 50-Jährigen leiden an einer sehr schweren, alle Aktivitäten des täglichen Lebens beeinträchtigenden Arthrose des Kniegelenkes. Etwa 70 % der Frauen und 60 % der Männer im Alter über 65 Jahre haben radiologische Zeichen einer Arthrose. Weit über 200 000 Endoprothesen an Hüft- und Kniegelenk werden in Deutschland pro Jahr implantiert, was in reinen stationären Behandlungskosten von mehr als 3 Milliarden Euro resultiert.

Die Kosten für die Behandlung muskuloskelettaler Erkrankungen liegen bei 1 - 2,5 % des Bruttosozialproduktes und haben damit eine enorme sozialmedizinische Bedeutung.

Eine Gruppe von Experten auf dem Gebiet der Orthopädie und Sportmedizin hat sich auf Einladung des Unternehmens Opfermann im Februar 2006 getroffen, um den aktuellen Wissensstand zu Epidemiologie und konservativen Behandlungsmöglichkeiten der Arthrose zusammenzutragen und zu diskutieren. Die Ergebnisse dieser wissenschaftlichen Darstellungen sind in dem vorliegenden Buch umfassend dargestellt und geben einen guten Überblick über die epidemiologische Bedeutung der Arthrosekrankheit, deren Diagnostik und leitlinienorientierte Behandlungsoptionen.

Als Ergebnis der wissenschaftlichen Diskussion wurde in einem Expertenkonsens ein Algorithmus erarbeitet, der die leitlinienorientierten Behandlungsmöglichkeiten übersichtlich zusammenfasst und ihre Bedeutung im Zusammenhang zum klinischen und radiologischen Schweregrad wichtet.

Epidemiologie und sozialmedizinische Bedeutung der Arthrose

KLAUS-PETER GÜNTHER, HENRIKE MERX

Der Begriff „Arthrose“ bezeichnet einen Erkrankungsprozess in Gelenken, der unterschiedliche Ursachen haben kann, aber letztlich in einen gemeinsamen biologischen, morphologischen und klinischen Verlauf mündet. Die im Mittelpunkt stehende Knorpeldegeneration führt von einer beginnenden Fibrillation bis zur vollständigen Zerstörung der Gelenkoberfläche. Es ist jedoch nicht nur der hyaline Knorpel von den Veränderungen betroffen, sondern mit ihm alle am Gelenkaufbau beteiligten Strukturen (subchondraler Knochen, Bänder, Kapsel, Synovialmembran und Muskeln).
Neben einem Befall der Wirbelsäule und der Hände sind Hüften und Knie als lasttragende Gelenke besonders häufig von der Erkrankung betroffen. Zusätzlich zu meist jahrelang bestehenden Gelenkschmerzen leiden Patienten relativ häufig unter einer Einschränkung ihrer Mobilität und der für die Alltagsbewältigung wichtigen Funktionen.

Die Arthrose gehört zu den häufigsten und auch volkswirtschaftlich bedeutendsten chronischen Krankheiten. Frauen und Männer sind gleichermaßen davon betroffen, doch nimmt bei beiden Geschlechtern die Häufigkeit mit steigendem Alter zu. Deshalb ist mit den in Deutschland erwarteten demographischen Veränderungen in den nächsten Jahren von einem weiteren Anstieg des Versorgungsbedarfes auszugehen.
In diesem Beitrag soll ein Überblick über die Häufigkeit der Erkrankung, die wesentlichen Risikofaktoren und die damit verbunden Kosten gegeben werden.

INZIDENZ UND PRÄVALENZ

Viele Menschen weisen die röntgenologischen Zeichen degenerativer Gelenkerkrankungen auf, ohne über entsprechende Beschwerden zu klagen. Deshalb müssen Angaben zur Prävalenz/Inzidenz der Arthrose zwischen radiologisch und klinisch definierter Erkrankung trennen.

Der **röntgenologische Nachweis** von Gelenkspaltverschmälerung und Osteophyten als Hauptkriterium für eine Arthrose zeigt in internationalen Untersuchungen eine große Variationsbreite: Die Rate an neu aufgetretenen Hüft- und Kniegelenkarthrosen (Inzidenz) pro 100 000 Personen und Jahr liegt zwischen 10 und 2 230 und die Häufigkeit des Vorliegens dieser Arthroseformen in der Bevölkerung zum Untersuchungszeitpunkt (Prävalenz) beträgt 0,5 % bis 36 % (Sun et al., 1997). Auf die deutsche Bevölkerung lassen sich vermutlich am ehesten die Ergebnisse einer niederländischen Studie (van Saase et al., 1989) übertragen. In einer Stichprobe von 6 585 Einwohnern wurden Röntgenaufnahmen von Wirbelsäule und mehreren Gelenken angefertigt. Dabei zeigte sich ein stark altersabhängiger Befall, der beispielsweise am Knie von 15 % der Untersuchten (50. Lebensjahr) bis zu 50 %

(80. Lebensjahr) und am Hüftgelenk von 5 % bis 25 % reichte. In Anbetracht der starken Altersabhängigkeit der Ergebnisse macht diese Erhebung – wie auch andere – keine Angabe zum generellen Befall in der Bevölkerung. Greift man jedoch beispielsweise die Gruppe der 60- bis 70-Jährigen heraus, findet sich dort eine Häufigkeit der Coxarthrose von etwa 10 % und der Gonarthrose von etwa 20 %. Der Befall an Wirbelsäule, Hand- und Fingergelenken liegt jedoch deutlich darüber und reicht bis zu 75 %.

Die **klinische Häufigkeit der Arthrose** ist in Europa im Rahmen einiger größerer Studien untersucht worden (Lawrence et al., 1966; Heliövaara et al., 1993; Hart und Spector 1993). Dabei wurde die Erkrankung meist aufgrund des Nachweises von Gelenkbeschwerden, Bewegungseinschränkung und Bewegungsreiben (Krepitation) definiert. Die Häufigkeit der Coxarthrose in diesen Untersuchungen liegt bei etwa 5 % und die Häufigkeit der Gonarthrose bei etwa 10 %. In Deutschland gibt es aus einer ärztlichen Befragung der Bevölkerung – allerdings ohne klinische Untersuchung – Hinweise auf die Häufigkeitsverteilung einer möglichen Arthrose in der Bevölkerung: Im Rahmen des Bundesgesundheitssurvey 1998 (Robert-Koch-Institut, Bundesgesundheitssurvey 1998) wurden über 7 000 Personen befragt, die eine repräsentative Stichprobe der Wohnbevölkerung von 18 bis 79 Jahren darstellen. Dabei gaben jeweils 31 % der Frauen und Männer an, dass bei ihnen „Gelenkverschleiß, Arthrose der Hüft- oder Kniegelenke bzw. der Wirbelsäule" in der Vergangenheit ärztlich diagnostiziert wurde.

Häufigkeit von Gelenkverschleiß und Arthrose
im Bundesgesundheitssurvey 1998

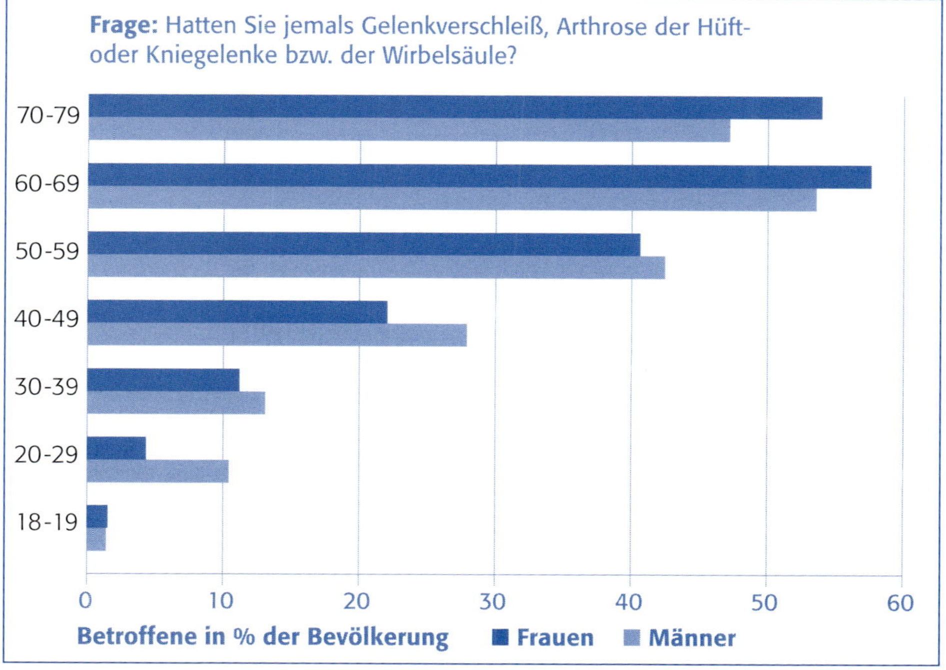

Aufgrund der unsicheren Abgrenzung der Arthrose gegenüber anderer Ursachen von Gelenkschmerzen (entzündlich-rheumatische Erkrankungen, Kapsel-Bandschäden etc.) lassen sich diese Ergebnisse jedoch nicht ohne weiteres als Schätzung der Arthrose-Prävalenz in Deutschland interpretieren. Dies wird daran deutlich, dass bei einer telefonischen Erhebung in Bayern 1999/2000, in der mit einer anderen Formulierung nach ärztlich diagnostizierter Arthrose gefragt wurde, nur 17 % der Befragten einen entsprechenden Befall angaben (Meyer et al., 2002).

Wenn man die Ergebnisse dieser Untersuchungen und die vorliegenden Daten aus internationalen Studien gegeneinander abgleicht, kann davon ausgegangen werden, dass auch in Deutschland etwa 10 bis 20 % der Bevölkerung im 6. Lebensjahrzehnt die röntgenologischen Zeichen einer Hüft- bzw. Kniegelenkarthrose aufweisen und etwa die Hälfte davon Schmerzen angeben.

ÄTIOLOGIE DER ARTHROSE

Sämtliche Gelenke im Körper können von einer Arthrose befallen sein. In Abhängigkeit von Anzahl und Kombination betroffener Gelenkregionen sowie der Schädigungsursache unterscheidet man unterschiedliche Erkrankungsformen: Lassen sich keine Risikofaktoren für die Entstehung der Erkrankung definieren, spricht man von **idiopathischen Arthrosen**. Bestehen jedoch anamnestisch fassbare Gelenkverletzungen, erkennbare Formstörungen (z. B. Hüftdysplasie) oder systemische Erkrankungen als mögliche Ursache der Knorpelschädigung, handelt es sich um eine **sekundäre Arthrose**. Dieser Einteilung liegt die Hypothese zugrunde, dass sich eindeutige Ursachen für eine Arthrose definieren lassen. Neuere ätiologische Konzepte gehen jedoch davon aus, dass es sich um einen sehr komplexen Erkrankungsprozess handelt, bei dem zwar ganz unterschiedliche Schäden auf das Gelenk einwirken können, aber letztlich die Entstehung und der Verlauf einer Arthrose von vielen Faktoren abhängen, die heute nur zum Teil bekannt sind: Auf der einen Seite lassen sich Risikofaktoren definieren, die zu einer Knorpelschädigung führen können und auf der anderen Seite wirken kontinuierlich ablaufende Reparaturmechanismen auf Gelenkebene der Zerstörung entgegen. Letztlich entscheidet das Überwiegen der schädigenden oder reparativen Einflüsse darüber, ob die Erkrankung „kompensiert" bleibt oder sich eine symptomatische Arthrose ausbildet.

In der Gruppe der idiopathischen Arthrosen werden zwei Erkrankungsformen unterschieden: Lassen sich die Veränderungen nur an ein oder maximal zwei Gelenken nachweisen, spricht man von **lokalisierter Arthrose**. Sind drei oder mehrere Gelenkregionen betroffen (unter Einschluß der Hände), handelt es sich um eine generalisierte Arthrose. Dieses Konzept berücksichtigt die Tatsache, dass Menschen - möglicherweise auch genetisch beeinflusst – unterschiedliche Empfindlichkeiten für Entwicklung und Ausbreitung degenerativer Gelenkerkrankungen aufweisen (Günther et al., 1998).

Zur Entstehung einer Arthrose können unterschiedliche Risikofaktoren beitragen:

- **Konstitutionelle Risikofaktoren** bedingen die „Empfänglichkeit" des Patienten für die Entwicklung eines Knorpelschadens. Dies betrifft neben einer genetischen Determination vor allem Alter und Geschlecht, denn mit steigendem Lebensalter nimmt die Häufigkeit von

Arthrosen zu, und Frauen leiden nach der Menopause mehr an degenerativen Gelenkerkrankungen als Männer.

- **Mechanische Risikofaktoren:** Hierzu gehören akute Gelenkverletzungen, angeborene oder erworbene Gelenkerkrankungen (z. B. Hüftdysplasie), skeletale Dysplasien (z. B. epiphysäre Dysplasie), Achsabweichungen der unteren Extremitäten, Hypermobilitäts-Syndrome und berufliche bzw. sportlich bedingte Überlastungsschäden. Gemeinsam ist all diesen Risikofaktoren, dass es im Lauf der Zeit aufgrund gestörter Krafteinleitung zu einem Missverhältnis zwischen erhöhter mechanischer Belastung des Gelenkknorpels und seiner physiologischen Belastbarkeit mit einer daraus resultierenden Knorpeldegradation kommt. Vor allem in der Entstehung von Cox- und Gonarthrosen spielen diese mechanischen Faktoren eine relativ große Rolle (Günther et al., 1999). In den vergangenen Jahren wird auch zunehmend das femoroazetabuläre Impingement als eine wesentliche Coxarthrose-Ursache benannt, bei dem eine gestörte Kopf-Pfannen-Beziehung zur Schädigung von Knorpel und Labrum führt (Ganz et al., 2003).

- **Metabolische / endokrine Störungen:** Die Anreicherung von Stoffwechselprodukten im Gelenkknorpel kann bei einigen metabolischen Erkrankungen seine Belastbarkeit reduzieren (z. B. Ochronose, Hämochromatose). Für weitere Risikofaktoren ist ebenfalls ein Zusammenhang mit Arthrosen der Knie und/oder Hüftgelenke belegt. Dazu gehören z. B. Diabetes mellitus, Hyperurikämie und Hypercholesterinämie (Sun et al., 2000; Stürmer et al., 1998 und 2001). Auch für Übergewicht bzw. Adipositas besteht eine Assoziation mit der Entstehung von Arthrosen – vor allem am Kniegelenk (Stürmer et al., 2000). Dieser Risikofaktor nimmt insofern eine Sonderstellung ein, als er sowohl über mechanische Einflüsse (dauerhafte Überlastung von Gelenken) als auch systemische Faktoren (stoffwechselbedingte Ernährungsstörung von Chondrozyten) wirksam sein kann.

- **Sonstige Risikofaktoren:** Entzündliche Gelenkerkrankungen (Rheumatischer Formenkreis, septische Arthritis) und die Ablagerung von Kalziumpyrophosphat- bzw. Apatit-Kristallen können ebenfalls Risikofaktoren für die Entstehung einer Arthrose sein. Bei den entzündlichen Gelenkerkrankungen ist die sekundäre Knorpelschädigung auf die Einwirkung degradierender Enzyme und synoviale Pannusbildung zurückzuführen. Bei Kristallablagerungen besteht dagegen noch eine kontroverse Auffassung, inwieweit z. B. die Chondrokalzinose (Ablagerung von Kalziumpyrophosphat in Gelenkknorpel und Meniskus) als eine mögliche Ursache oder aber Folgeerscheinung der Knorpelschädigung zu werten ist. Bei avaskulären Knochennekrosen führt der Einbruch des subchondralen Knochens zu einer Schädigung von Gelenkabschnitten mit resultierender Inkongruenz. Neurologische Erkrankungen können aufgrund einer Störung der Tiefensensibilität und das Gelenk stabilisierender Reflexbögen mit schwersten Arthroseformen einhergehen (neuropathische Arthropathie).

Wenn sich einer oder mehrere der genannten Risikofaktoren für eine Knorpelschädigung identifizieren lassen, kann man vom Vorliegen einer sekundären Arthrose ausgehen. Die Kenntnis ätiologischer Zusammenhänge und des Stellenwertes der einzelnen Faktoren ist jedoch noch nicht vollständig. Dies gilt insbesondere für das Wechselspiel von systemisch wirksamen Risikofaktoren (z. B. genetische Disposition) und lokalen Gelenkschäden (z. B. mechanische Überlastung). Auch gibt es bislang keine größeren Untersuchungen zur Frage, ob und in welchem Ausmaß sich eine Elimination von Risikofaktoren auf den Verlauf der Erkrankung auswirkt. Für die Reduktion von Übergewicht ist ein positiver Einfluss auf arthrosebedingte Beschwerden nachgewiesen, doch erschweren langjährige Behandlungsverläufe und die Notwendigkeit einer prospektiven Datensammlung an großen Patientenkollektiven eine definitive Aussage zum Stellenwert anderer wichtiger Parameter.

SOZIALMEDIZINISCHE BEDEUTUNG DER ARTHROSE

Arthrosen verursachen aufgrund von Schmerzen und Funktionsstörungen bei den Betroffenen eine erhebliche Einschränkung der Lebensqualität. Eine vergleichende Erhebung der „Dutch Burden of Disease Group" ergab, dass degenerative Gelenkerkrankungen hinsichtlich ihrer Krankheitslast (gemessen anhand der Anzahl von „disability-adjusted life-years") an zwölfter Stelle von insgesamt 48 Erkrankungen rangieren (Melse et al., 2000). Zwar weisen Herz-Kreislauferkrankungen, Schlaganfälle und Tumorerkrankungen aufgrund der damit verbundenen hohen Sterblichkeit eine vergleichsweise höhere Krankheitslast auf, doch macht bei degenerativen Gelenkerkrankungen gerade die fehlende Einschränkung der Lebensdauer bei gleichzeitig erheblicher Einschränkung der Lebensqualität ihre große Bedeutung aus.

Dementsprechend groß ist auch die gesundheitsökonomische Belastung, die sich aus Arthrosen ergibt. Die wesentlichen Kosten entstehen einerseits durch ambulante und stationäre Behandlung (einschließlich Rehabilitationsmaßnahmen) sowie andererseits durch Arbeitsunfähigkeit und Berentung. Da in Kürze im Rahmen der Gesundheitsbericht-Erstattung des Bundes eine differenzierte Stellungnahme zu den Versorgungskosten muskuloskelettärer Erkrankungen publiziert wird, soll hier nur ein zusammenfassender Überblick gegeben werden.

Ambulante Therapie: Obwohl degenerative Gelenkerkrankungen bei der Inanspruchnahme ambulanter Versorgungsleistungen eine große Rolle spielen, ist eine präzise Angabe zur Höhe der daraus entstehenden Kosten nicht möglich, denn bundesweite Daten über ambulante Behandlungsmaßnahmen liegen bislang nur für Arthropathien und Osteopathien zusammen vor. Unter diesen Begriffen werden auch nicht durch Arthrose bedingte Gelenkschäden (Gelenksteife, Gelenkergüsse, Gicht, etc.) und anderweitige Beschwerden (z. B. Schmerzsyndrome unterschiedlicher Ursache) subsummiert. Nach Hochrechnungen, die noch auf einem Arztpanel des Zentralinstituts für die Kassenärztliche Versorgung im Jahr 1995 basieren, werden jährlich rund 43 Millionen Arztkontakte wegen Arthritiden in der vertragsärztlichen Versorgung registriert (Brenner, 1998). Ein Viertel dieser Konsultationen erfolgte davon bei Orthopäden. Nach neueren Angaben des Zentralinstitutes für die Kassenärztliche Versorgung (Zentralinstitut für die Kassenärztliche Versorgung 2000) zählten im Jahr 2001 sowohl Gonarthrosen als auch Coxarthrosen zu den zehn häufigsten Einzeldiagnosen bei den niedergelassenen Orthopäden der Kassenärztlichen Vereinigung Nordrhein. Bei 4,5 % aller Patienten, die im ersten Quartal 2000 einen Allgemeinmediziner der KV Brandenburg aufsuchten, wurde eine Arthrose des Knie- bzw. Hüftgelenkes als Diagnose ausgewiesen. Neben der ärztlichen Betreuung (einschließlich einer Vielzahl von ambulant durchgeführten operativen Maßnahmen) und der medikamentösen Therapie umfasst das Leistungsspektrum im ambulanten Sektor die

Veranlassung physikalischer Maßnahmen sowie die Verschreibung von Heil- und Hilfsmitteln. Der Anteil arthrosebedingter Leistungen an diesen Verordnungen ist jedoch bislang kaum quantifizierbar.

Stationäre Therapie: Nach Angaben aus der Krankenhausdiagnosestatistik des Statistischen Bundesamtes (Statistisches Bundesamt 2002) stieg die Zahl sämtlicher aus dem Krankenhaus entlassener vollstationärer Patienten zwischen 1994 und 2002 um 15 % an. Für das Jahr 2002 wurden ca. 335 000 Krankenhausfälle und gut 5,1 Mio. Krankenhaustage mit der Diagnose „Arthrose“ gemeldet, was 2 % aller Krankenhausfälle und 3,2 % aller Krankenhaustage entspricht. Etwa 138 000 dieser arthrosebedingten Krankenhausfälle waren Coxarthrosen und etwa 167 000 Gonarthrosen. Sowohl die Cox- als auch die Gonarthrosen gehören damit zu den 30 häufigsten Einzeldiagnosen bei stationären Aufenthalten. Sonstige Arthrosen, Polyarthrosen und Arthrosen des Daumensattelgelenkes sind von untergeordneter Bedeutung. Erwartungsgemäß werden Frauen sowohl wegen Cox- als auch wegen Gonarthrose häufiger stationär behandelt als Männer (Hüfte: 20,1 vs. 13,2 pro 10 000 Einwohner, Knie: 26,2 vs. 14,0 pro 10 000 Einwohner). Dies beruht auf der mit höherem Lebensalter bei Frauen deutlich rascher steigenden Arthrose-Prävalenz: Während bis zum 50. Lebensjahr keine deutlichen geschlechtsspezifischen Unterschiede hinsichtlich der stationären Versorgung vorliegen, werden ab dem siebten Lebensjahrzehnt Frauen deutlich häufiger aufgrund einer Hüft- und Kniegelenkarthrose stationär behandelt als gleichaltrige Männer.

Von besonderer Bedeutung ist der im Rahmen einer stationären Behandlung häufig durchgeführte endoprothetische Gelenkersatz (Merx et al., 2003). Nach Angaben aus dem Krankenhausreport 2003 wurden in Deutschland im Jahr 2001 ca. 171.300 Endoprothesen am Hüftgelenk und ca. 90 300 Endoprothesen am Kniegelenk implantiert. Frühere Auswertungen des Patienteninformationssystems „Diagnose- und Therapie-Index (DTI)“ aus den Erhebungsjahren 1995 bis 1997, in denen in den alten Bundesländern der Behandlungsverlauf von etwa 18 000 Krankenhauspatienten vollständig dokumentiert worden ist, ergeben eine geschätzte Zahl von 190 Hüft-Totalendoprothesen je 100 000 Einwohner (BMG 2000). In 56 % aller Fälle war dabei eine Arthrose Ursache für die Versorgung, was einer arthrosebedingten TEP-Rate von 105 bis 115 Hüft-Endoprothesen pro 100 000 Einwohnern in diesem Zeitraum entspräche. Wegen der prognostizierten Zunahme der älteren Bevölkerung – nach Berechnungen des Statistischen Bundesamtes steigt die Zahl der über 64-Jährigen von gut 14 Mio. im Jahr 2001 auf ca. 16,4 Mio. in 2010 und auf ca. 20 Mio. im Jahr 2030 – ist mit einem weiteren Anstieg der endoprothetischen Eingriffe in den nächsten Jahrzehnten zu rechnen. Neben den Primärimplantationen müssen selbstverständlich auch entsprechend steigende Kosten infolge von Wechseloperationen der Endoprothesen berücksichtigt werden. Derzeit kommt auf sieben neu implantierte Hüft-Endoprothesen eine Austauschoperation.

Rehablitationsverfahren und Anschlussheilbehandlungen: 2002 wurden nach Angaben des VDR ca. 47 400 stationäre medizinische Leistungen zur Rehabilitation und sonstige Leistungen zur Teilhabe für Erwachsene mit der Erstdiagnose Arthrose durchgeführt. Dies entspricht 5,8 % aller vom VDR ausgewiesenen Rehabilitationsmaßnahmen. Mit zunehmendem Alter steigt - analog zur höheren Arthroseprävalenz und den häufigeren arthrosebedingten Krankenhausaufenthalten - sowohl bei Männern als auch bei Frauen die Inanspruchnahme stationärer Rehabilitationsmaßnahmen kontinuierlich und deutlich an. So wird in der Altersgruppe der 55- bis 59-Jährigen etwa jede 10. stationäre medizinische Leistung zur Rehabilitation mit der Erstdiagnose Arthrose ausgewiesen. Gut die Hälfte der arthrosebedingten stationären Rehabilitationsleistungen sind auf eine Arthrose des Hüftgelenkes und ca. 40 % auf eine Arthrose des Kniegelenkes zurückzuführen. Mit 24 300 bzw. 18 900 Maßnahmen gehören beide zu den zehn häufigsten Einzeldiagnosen für eine Rehabilitation. Aufgrund des hohen Anteils der über 65-Jährigen an endoprothetischen Eingriffen, an die sich üblicherweise ein Reha- bzw. AHB-Verfahren anschließt, ergeben sich entsprechend hohe Folgekosten für die Gesetzlichen Krankenkassen als Kostenträger. Entsprechende Hochrechnungen ergeben für die Jahre 2002/2003 eine Größenordnung von über 176 000 GKV-finanzierten arthrosebedingten Reha- bzw. AHB-Maßnahmen. Auf die Diagnose Coxarthrose entfallen dabei ca. 89 000 Verfahren, auf die Diagnose Gonarthrose ca. 81 000.

Renten wegen verminderter Erwerbsfähigkeit: Im Bereich der Gesetzlichen Rentenversicherung wurden 2002 insgesamt 8 617 Zugänge an Renten wegen verminderter Erwerbstätigkeit aufgrund von Arthrosen ausgewiesen. Dies entspricht einem Anteil von 4,9 % an sämtlichen Frühberentungen. Knapp jede zweite arthrosebedingte Frühberentung ist dabei auf eine Arthrose des Kniegelenks, gut ein Drittel auf eine Arthrose des Hüftgelenks zurückzuführen. Mit einem Anteil von 2,3 % bzw. 1,7 % an sämtlichen Frühberentungen zählen diese beiden Einzeldiagnosen damit jeweils zu den 20 wichtigsten Frühberentungsursachen, während Polyarthrosen (0,4 %), Arthrosen des Daumensattelgelenkes (0,1 %) sowie sonstige Arthrosen (0,5 %) eine vergleichsweise geringe Rolle spielen. Das Durchschnittsalter bei Beginn der cox- bzw. gonarthrosebedingten Frühberentung liegt bei Männern bei 54,5 bzw. 54,9 Jahren, bei Frauen bei 53,2 bzw. 54,5 Jahren (Verband Deutscher Rentenversicherungen 2003).

Arbeitsunfähigkeit: Aktuelle Angaben zum Arbeitsunfähigkeitsgeschehen liegen ausschließlich auf der Ebene einzelner gesetzlicher Krankenkassen vor. Je nach Kostenträger lag im Jahr 2002 der Anteil arthrosebedingter Fehltage an sämtlichen Arbeitsunfähigkeitstagen (AU-Tagen) zwischen 1,6 – 2,3 %. Arthrosen zählen somit zu den 15 wichtigsten Ursachen für den Krankenstand.
Hochrechnungen der vorliegenden Kassenangaben auf sämtliche in der GKV versicherten Mitglieder (ohne Rentner) ergeben für das Jahr 2002 eine Größenordnung von knapp 240 000 arthrosebedingten AU-Fällen. Knapp die Hälfte dieser AU-Fälle sind auf eine Gonarthrose, ca. ein Fünftel auf eine Coxarthrose zurückzuführen. Die AU-Dauer liegt mit ca. 56 Tagen (Coxarthrose) bzw. 37 Tagen (Gonarthrose) deutlich über der durchschnittlichen AU-Dauer für sämtliche Erkrankungen. Gon- bzw. Coxarthrosen verursachten 2002 demnach ca. 4,2 bzw. 2,7 Mio. AU-Tage. Auf Polyarthrosen, Arthrosen des Daumensattelgelenkes sowie sonstige Arthrosen entfallen weitere 2,4 Mio. AU-Tage.

ZUSAMMENFASSUNG

Die Arthrose gehört aufgrund ihrer Häufigkeit und den damit verbundenen Folgekosten zu den sozialmedizinisch bedeutsamsten Erkrankungen. Wenn man die Daten großer epidemiologischer Studien auf Deutschland überträgt, kann man davon ausgehen, dass bei etwa

10-20 % der Bevölkerung im 7. Lebensjahrzehnt die röntgenologischen Zeichen einer Hüft- bzw. Kniegelenkarthrose nachweisbar sind und etwa die Hälfte der Betroffenen über klinische Beschwerden klagt.
Die Arthrose ist eine multifaktoriell beeinflusste Erkrankung mit Prozesscharakter: Bekannte und unbekannte Ursachen führen zum initialen Knorpelschaden, aber der weitere Verlauf hängt von genetischen, konstitutionellen, metabolischen, endokrinen und mechanischen Faktoren ab. Wenn sich eindeutige Risikofaktoren für eine Knorpelschädigung identifizieren lassen, spricht man von „sekundären Arthrosen".
Ein umfangreicher Behandlungsbedarf im ambulanten und stationären Bereich sowie die Folgekosten aufgrund von Erwerbsausfall und Berentung resultieren in entsprechend hohen Versorgungskosten degenerativer Gelenkerkrankungen. Mit einer zunehmenden Lebenserwartung in unserer Bevölkerung und der altersabhängig steigenden Prävalenz von Arthrosen ist zukünftig ein noch größerer Behandlungsbedarf zu erwarten.

LITERATUR

1. Brenner G (1998) Die volkswirtschaftliche Bedeutung der Arthrose. Orthopädie Informationen BVO Mitteilungen DGOT 1/98:15-24
2. Gerste B (2003) Operationshäufigkeit in deutschen Krankenhäusern 1998 bis 2001. In: Klauber J, Robra BP, Schellschmidt H. (Hrsg.) Krankenhausreport 2003. Schattauer, Stuttgart, S. 373-409
3. Ganz R, Parvizi J, Beck M, Leunig M, Notzli H, Siebenrock KA. Femoroacetabular impingement: a cause for osteoarthritis of the hip. Clin Orthop Relat Res. 2003; 417:112-20
4. Günther KP, Stürmer T, Sauerland S, Zeissig I, Sun Y, Kessler S, Scharf HP, Brenner H, Puhl W (1998) Prevalence of generalized osteoarthritis in patients with advanced hip and knee osteoarthritis: The Ulm Osteoarthritis Study. Ann Rheum Dis 57:717-723
5. Günther KP, Stürmer T, Trepte CT, Naumann T, Kinzl L, Puhl W. Häufigkeit gelenkspezifischer Risikofaktoren bei Patienten mit fortgeschrittenen Cox- und Gonarthrosen in der Ulmer Osteoarthrose-Studie. Z Orthop. 1999; 137:468-473
6. Hart DJ, Spector TD (1993) Cigarette smoking and risk of osteoarthritis in women in the general population. The Chingford study. Ann Rheum Dis 52:93-96
7. Heliövaara M, Mäkelä A, Impivaara O, Knekt P, Aromaa A, Sievers K (1993) Association of overweight, trauma and workload with coxarthrosis. A health survey of 7217 persons. Acta Orthop Scand 64:513-518
8. Kassenärztliche Bundesvereinigung, Abrechnungsergebnis der Gesetzlichen Krankenversicherung 1996-2000
9. Lawrence JS, Bremner JM, Bier F (1966) Osteoarthrosis prevalence in the population and relationship between symptoms and x-ray changes. Ann Rheum Dis 25:1-23
10. Melse JM, Essink-Bot ML, Kramers PGN, Hoeymans N (2000) A National Burden of Disease Calculation: Dutch Disability-Adjusted Life-Years. Am J Pub Health 90:1241-47
11. Merx H, Dreinhöfer K, Schräder P, Stürmer T, Puhl W, Günther KP, Brenner H (2003) International variation in hip replacement rates. Ann Rheum Dis 62:222-226
12. Meyer N, Fischer R, Weikunat R, Crispin A, Schotten K, Bellach BM, Uberla K (2002) Evaluation of health monitoring in Bavaria by computer-assisted telephone interviews (CATI) in comparison to the German National health Examination Survey conducted in 1998 by the Robert Koch Institute. Gesundheitswesen 64:329-336
13. Robert-Koch-Institut, Bundesgesundheitssurvey 1998
14. Statistisches Bundesamt. Krankenhausdiagnosestatistik Berichtsjahr 2002
15. Stürmer T, Sun Y, Sauerland S, Zeissig I, Günther KP, Puhl W, Brenner H. Serum Cholesterol and osteoarthritis. The baseline examination of the Ulm Osteoarthritis Study. J Rheumatol. 1998; 25:1827-1832
16. Stürmer T, Günther KP, Brenner H. Obesity, overweight and patterns of osteoarthritis: the Ulm Osteoarthritis Study. J Clin Epidemiol. 2000; 53:75-81
17. Stürmer T, Brenner H, Brenner R, Günther KP. Noninsulin dependent diabetes mellitus and patterns of osteoarthritis - the Ulm Osteoarthritis Study. Scand J Rheumatol. 2001; 30:169-171
18. Sun Y, Stürmer T, Günther KP, Brenner H. Inzidenz und Prävalenz der Cox- und Gonarthrose in der Allgemeinbevölkerung. Z Orthop. 1997; 135:184-192

19. Sun Y, Brenner H, Sauerland S, Günther KP, Puhl W, Stürmer T. Serum uric acid and patterns of radiographic osteoarthritis - the Ulm Osteoarthritis Study. Scand J Rheumatol. 2000; 29:380-386

20. Van Saase JCM, Van Romunde LKJ, Cats A, Vandenbroucke JP, Valkenburg HA (1989) Epidemiology of osteoarthritis: Zoetermeer survey. Comparison of radiological osteoarthritis in a dutch population with that in 10 other populations. Ann Rheum Dis 48:271-280

21. Verband deutscher Rentenversicherungsträger (2003) VDR Statistik Rentenzugang des Jahres 2002, Band 145. Verband Deutscher Rentenversicherungsträger, Frankfurt am Main

22. Verband Deutscher Rentenversicherungsträger (2003) VDR Statistik Rehabilitationsleistungen des Jahres 2002, Band 146. Verband Deutscher Rentenversicherungsträger, Frankfurt am Main

23. Zentralinstitut für die kassenärztliche Versorgung (2000) Basisdaten zum ADT-Panel Ost – Quartal: I/2000

Klinik und Diagnostik der Arthrose

RENÉ THOMAS

EINLEITUNG

Von besonderer Bedeutung bei der Diagnostik und Therapie von Gelenkerkrankungen ist die Tatsache, dass es sich bei jedem Gelenk um eine Funktionseinheit handelt. Das anatomische Gelenk stellt vereinfacht eine passiv bewegte anatomische Struktur dar, wobei die über das Gelenk ziehende Muskulatur den aktiven Partner bildet. Durch die neuronale Versorgung können Signale vom Gelenk nach zentral geleitet und die Motorik und Trophik von dort gesteuert werden. Gelenkfunktionsstörungen können von allen drei Bereichen ihren Ausgang nehmen und müssen in der Diagnostik und Therapie der Arthrose Beachtung finden.

Grundpfeiler der Arthrosediagnostik sind Anamnese, klinischer Befund, bildgebende Verfahren. Bei speziellen Fragestellungen ist eine erweiterte Laboruntersuchung angezeigt. Dies dient primär nicht der Diagnosesicherung, sondern der differentialdiagnostischen Abgrenzung gegenüber entzündlich-rheumatischen Erkrankungen und Neoplasien. Die Einteilung in ein Krankheitsstadium einschließlich der Beurteilung der Funktionsbeeinträchtigung der Muskulatur in der Umgebung des betroffenen Gelenkes spielt eine wichtige Rolle bei der Therapieplanung. Anamnese und Befunde sind so zu erheben, dass gleichzeitig Präarthrosen (z. B. Gelenkfehlstellungen) und eine eventuell vorhandene familiäre Disposition (primäre Arthrose) erfasst und ungünstige, den Krankheitsverlauf beschleunigende Faktoren (sekundäre Arthrose) aufgedeckt werden.

Ein **Problem in der Arthrosediagnostik** besteht in der Diskrepanz zwischen der subjektiven Beschwerdesymptomatik und den bildgebenden Befunden. So klagt der Patient über wechselnde Schmerzen in einem Gelenk, wobei es sich beim Schmerz um eine unspezifische Reaktion des Körpers auf eine vorhandene Störung (funktionell u./o. strukturell) handelt. In der klinischen Routine werden häufig die strukturellen Störungen in den Vordergrund gestellt. In vielen Fällen stellen Funktionsstörungen meist eine Ausschlussdiagnose dar, nachdem im Röntgen oder MRT keine hinreichend kausale Pathologie gefunden wurde. Die Unterscheidung zwischen strukturellen und funktionellen Störungen ist auch unter ökonomischen Gesichtspunkten wichtig, da funktionelle Veränderungen bildtechnisch nicht erfasst werden können.

Zur Quantifzierung arthrosebedingter Beschwerden dienen so genannte „Arthrose-Scores". Diese sollen der Vergleichbarkeit von Studienergebnissen dienen. Im Vordergrund der Scores stehen meist subjektive Beschwerden und Bewegungseinschränkungen, optional die klinische Schmerzsymptomatik. Funktionelle Störungen im Bereich der periartikulären Muskulatur und in den angrenzenden Gelenken werden nur unzureichend abgebildet.
Je nach Arthroselokalisation und den daraus resultierenden Bewegungseinschränkungen wurden verschiedene Scores entwickelt. In den Leitlinien der Deutschen Gesellschaft für Orthopädie und Orthopädische Chirurgie (DGOOC) und des Berufsverbandes der Ärzte für Orthopädie (BVO) sind folgende Klassifikationen aufgeführt (4).

Häufig verwendete Scores für Gonarthrose und Coxarthrose

Gonarthrose

- Western Ontario MacMaster Arthritis Center [WOMAC] Arthrose-Index, Bellamy und Buchanan (1986)
- Index nach Lequesne et al., (1987)
- Score nach Kellgren (1957)

Coxarthrose

- Western Ontario MacMaster Arthritis Center [WOMAC] Arthrose-Index, Bellamy und Buchanan (1986)
- Score nach Harris (1969)
- Score nach Larson (IOWA Hip Score 1963)
- Index nach Lequesne et al., (1987)

International wird der „Western Ontario and McMasters Universities Osteoarthritis Index" = **WOMAC** am häufigsten angewendet (1).

In drei Untergruppen werden Schmerz, Gelenksteife und die Funktion des Gelenkes erfasst. Fünf Fragen beziehen sich auf die subjektive Schmerzangabe, zwei Fragen auf die Gelenksteife und 17 Fragen auf die Einschätzung der Gelenkfunktion. Belegt wurde die hohe Effizienz des WOMAC-Scores in der Evaluationsstudie von Bellamy et al. (1988) in Bezug auf Zuverlässigkeit, Akzeptanz und Praktikabilität bei **Hüft- und Kniegelenkarthrose**.

WOMAC-Arthrose Index validert in deutscher Sprache

WOMAC Teil A

Wie schwer sind Ihre Schmerzen?

1. Gehen auf flacher Ebene
2. Treppensteigen
3. Während der Nachtruhe
4. Sitzend oder liegend
5. Aufrecht stehend

Mögliche Antwort: keine - leichte - mittelschwer - schwer - sehr schwer

WOMAC Teil B

1. Wie schwer ist die Gelenksteifheit nach dem morgendlichen Aufstehen?
2. Wie schwer ist die Gelenksteifheit nach dem Sitzen, Liegen oder Ruhen während des Tages?

Mögliche Antwort: keine - leichte - mittelschwer - schwer - sehr schwer

WOMAC Teil C

WOMAC Teil C

Wie schwierig ist für Sie ... ?

1. Treppen hinabsteigen
2. Treppen hinaufsteigen
3. Aufstehen aus dem Sitzen
4. Stehen
5. Zum Boden bücken
6. Gehen auf flachen Boden
7. In/Aus dem Auto steigen
8. Einkaufen gehen
9. Strümpfe anziehen
10. Aufstehen aus dem Bett
11. Strümpfe ausziehen
12. Im Bett liegen
13. In/Aus der Badewanne steigen
14. Sitzen
15. Auf die Toilette setzen/ wieder aufstehen
16. Schwere Hausarbeit
17. Leichte Hausarbeit

Mögliche Antwort: einfach - eingeschränkt - mittelschwer – schwer - sehr schwer

Der **Lequesne-Index** ist ein ebenfalls weit verbreitetes, international verwendetes Instrument zur Outcome-Messung bei Erkrankungen des Hüft– und Kniegelenkes. In einer vergleichenden Arbeit (Lequesne/WOMAC) zeigte der WOMAC jedoch eine höhere Sensitivität bei Wichtung auf Fragen zur Schmerzintensität.

Weitere Arthrosescores sind der **LYSHOLM-Score** (Lysholm, 1982) und der **TEGNER-Aktivitätsindex** (Tegner, 1984). Beide gehören zu den subjektiven Kniescores und dienen u.a. der Einschätzung der physischen Belastbarkeit.

Definitionen von Gonarthrose und Coxarthrose (Leitlinien DGOOC/BVO) und ICD-10 Klassifikation

Unter **Gonarthrose** sind alle degenerativen Erkrankungen des Kniegelenkes (femoro-tibial und femoro-patellar) zu verstehen, die durch eine progressive Zerstörung des Gelenkknorpels unter Mitbeteiligung der Gelenkstrukturen wie Knochen, synovialer und fibröser Gelenkkapsel sowie periartikulärer Muskulatur gekennzeichnet sind.

ICD-10	
M17.0	Primäre Gonarthrose, beidseitig
M17.1	Sonstige primäre Gonarthrose, primäre Gonarthrose einseitig
M17.2	Posttraumatische Gonarthrose, beidseitig
M17.3	Sonstige posttraumatische Gonarthrose, posttraumatische Gonarthrose, einseitig
M17.4	Sonstige sekundäre Gonarthrose, beidseitig
M17.5	Sonstige sekundäre Gonarthrose, sekundäre Gonarthrose, einseitig

Unter **Coxarthrose** sind alle degenerativen Erkrankungen des Hüftgelenkes zu verstehen, die zu einer progressiven Zerstörung des Gelenkknorpels unter Mitbeteiligung der Gelenkstrukturen wie Knochen, synovialer und fibröser Gelenkkapsel sowie periartikulärer Muskulatur führen.

ICD-10	
M16.0	Primäre Coxarthrose, beidseitig
M16.1	Sonstige primäre Coxarthrose (einseitig, o.n.A.)
M16.2	Coxarthrose als Folge einer Dysplasie, beidseitig
M16.3	Sonstige dysplastische Coxarthrose (einseitig, o.n.A.)
M16.4	Posttraumatische Coxarthrose, beidseitig
M16.5	Sonstige posttraumatische Coxarthrose (einseitig, o.n.A.)
M16.6	Sonstige sekundäre Coxarthrose, beidseitig
M16.7	Sonstige sekundäre Coxarthrose (einseitig, o.n.A.)
M16.8	Coxarthrose, nicht näher bezeichnet

KLINISCHER BEFUND

Initialstadium

Die arthrotischen Beschwerden beginnen meist schleichend und sind uncharakteristisch. Selbst bereits früh auftretende muskuläre Funktionsstörungen werden vom Patienten zunächst nicht bemerkt und finden ihren Ausdruck in einer Veränderung der Muskelspannung. Resultierend kommt es im Gelenk zu einer Veränderung seiner Neutralzone, der Ruhestellung und des Bewegungsausmaßes. Als erstes Signal treten uncharakteristische Schmerzen auf, die mit Spannungsgefühl und Gelenksteifigkeit einhergehen können. Anfänglich werden die Schmerzen nur unter Belastung wahrgenommen, später auch in Ruhe. Typisch sind bei fortschreitender Erkrankung Dauerschmerzen, wobei feuchtkalte Witterung diese verschlimmert.

Der so genannte „Anlaufschmerz" als weiteres typisches klinisches Zeichen tritt nach längeren Ruhepausen auf und vermindert sich unter Bewegung.

Spätstadium

Im fortgeschrittenen Stadium nimmt die Bewegungseinschränkung durch weiter fortschreitende Muskelfunktionsstörungen zu. Krepitationen treten als Zeichen einer gestörten mechanischen Funktion der Knorpelflächen auf. Später kommen irreversible Funktionseinbußen und Dauerschmerzen hinzu. Klinisch zeigen sich Gelenkdeformierungen und Fehlstellungen. Druckschmerz an Bandansätzen und in der Muskulatur, sowie Muskelatrophie und Beugekontrakturen sind typische Befunde im fortgeschrittenen Stadium. Dann sind meist auch mechanische Blockaden durch Gelenkdeformierung, Osteophyten oder freie Gelenkkörper klinisch nachweisbar.

Die Gelenkveränderungen und geklagten Beschwerden zeigen meist einen phasenhaften Verlauf (Tabelle). Je nach Aktivierungsgrad gehören Schwellung, Erguss und Überwärmung des Gelenkes zur Symptomatik. Während die latente Arthrose nur in bestimmten Situationen (starke Belastung) Beschwerden verursacht, kommt es nach der Hochregulation von Entzündungsmediatoren bei der aktivierten Arthrose zu starkem Bewegungs- und Ruheschmerz, Gelenkerguss und zum Verlust der Gelenkfunktion. In den meisten Fällen liegen Mischbilder von funktionellen und strukturellen Erkrankungen vor. Funktionsstörungen (Tabelle) sollten auch aus ökonomischer Sicht das Primat der symptomatischen Behandlung darstellen. Durch die Behandlung von Triggerpunkten ist eine Beseitigung der funktionell-reversiblen Störungen möglich.

Vorschlag für die klinische Stadieneinteilung

- stumme Arthrose
- schmerzhafte nicht aktivierte Arthrose
- aktivierte Arthrose
- dekompensierte Arthrose

Mögliche Zeichen für funktionelle Erkrankungen sind:

- diffuser Schmerz, Zunahme bei Stress
- Ruheschmerzen überwiegen
- Aktivität führt zur Schmerzlinderung
- periodisches Auftreten der Schmerzen (inkonstant)
- Schmerzen sind wetterabhängig
- NSAR haben wenig Einfluss auf Schmerzsymptomatik
- Bewegungseinschränkung am Gelenk ohne knöcherne Limitierung (federnder muskulärer Aspekt im Vordergrund)
- Hyperalgesie in bestimmten Dermatomen

Coxarthrose

Die Beschwerden werden bei der Erstvorstellung als meist seit Jahren oder Monaten vorhanden beschrieben. Nichtsteroidale Antirheumatika (NSAR) und Krankengymnastik bringen häufig eine Schmerzlinderung, wobei die Beschwerden immer wiederkommen. Eine Teilentlastung des Gelenkes durch Verwendung eines Gehstocks kann Linderung bringen. Typische Beschwerden werden von den Patienten an der Hüft- und/oder Oberschenkelvorder- und -innenseite angegeben (Tabelle). Diese nehmen bei Belastung zu und verstärken sich nach längerer Laufbelastung und beim Treppensteigen (treppauf schlimmer). Nächtliche Schmerzen in Ruhe sind nicht selten. Subjektiv imponiert eine Schwäche der Oberschenkel- und später Glutealmuskulatur und eine deutliche Bewegungseinschränkung. Nach längerer Belastung kann ein Hinken auftreten **(typischer ventromedialer Hüftschmerz bei Coxarthrose**).

ACR-Klassifikationskriterien für die Coxarthrose Sensitivität 89 %, Spezifität 91 %

Hüftschmerzen an den meisten Tagen des letzten Monats und zusätzlich zwei der folgenden Symptome:

- BSG < 20mm/h
- Osteophyten im Femur- bzw. Pfannenbereich
- Radiologische Gelenkspaltverschmälerung (kranial, axial u./o. medial)

Gonarthrose

Bei der Kniegelenkarthrose wird ebenfalls häufig eine lange Schmerzanamnese über Monate und Jahre angegeben. Längere Laufbelastung und Wetterveränderungen führen meist zu einer Beschwerdeprogredienz. Ruheschmerzen mit Projektion in den proximalen medialen Unterschenkelbereich und insbesondere dumpfe nächtliche Schmerzen bei Kniekontakt werden geklagt (Tabelle). Treppensteigen und längeres Sitzen sind problematisch. NSAR bringen meist eine Besserung. Das subjektive Schweregefühl bessert sich mitunter nach Lymphdrainage. Das typische Kapselmuster für das Knie ist die eingeschränkte Beugung. Erst bei stärkeren Veränderungen kommt die Streckhemmung hinzu. Schreiten die degenerativen Veränderungen fort, kommt es zum so genannten „globalen Knieschmerz", d.h. eine umschriebene Schmerzlokalisation durch den Patienten ist nicht mehr möglich. Nach stärkerer Belastung kommt es zum Anschwellen des Gelenkes, wobei Wärme als angenehm empfunden wird.

ACR-Klassifikationskriterien für die Gonarthrose Sensitivität 84 %, Spezifität 89 %

Knieschmerzen an den meisten Tagen des letzten Monats und zusätzlich vier der folgenden Symptome:

- morgendliche „Gelenksteifigkeit" < 30 Minuten
- Krepitation
- Druckschmerz am Knochen
- Vergröberung der Gelenkkonturen
- keine tastbare Überwärmung
- Alter über 50 Jahre

DIAGNOSTIK

Anamnese

Die Anamnese spielt insbesondere zur Unterscheidung zwischen primärer und sekundärer Arthrose eine wichtige Rolle (Tabelle). Weiterhin können prädisponierende Faktoren, wie Fehlernährung und berufliche bzw. sportliche Belastungen eruiert werden.

Allgemeine Schwerpunktfragen

- Familienanamnese (Fingergelenkspolyarthrose, Osteoporose, Hyperurikämie etc.)
- Stoffwechselerkrankungen
- Besonderheiten in der Vorgeschichte (Hüftgelenksdysplasien als Kind)
- berufliche Exposition (Landwirte, Chemische Industrie)
- Freizeitaktivitäten und Sportarten (Ballsportarten, alpiner Skilauf)
- Ernährung (Cadmiumbelastung, Vegetarismus); Lebensführung
- Operationen und Frakturen (Präarthrosen)
- einseitige Belastungen und Zwangshaltungen

Am **häufigsten** sind **Hüft-, Knie- und Fingergelenke** betroffen, Ellenbogen-, Handgelenke und Sprunggelenke nur selten. Die DGOOC und der BVO formulierten in den Leitlinien für die häufigsten Lokalisationen (Knie/Hüfte) folgende Besonderheiten.

Gonarthrose

Spezielle Anamnese

- Schmerzen: Lokalisation, Schmerzausstrahlung, Tagesrhythmus, Dauer, Intensität, Funktionseinschränkung, schmerzfreie Gehstrecke
- Belastbarkeit
- Hinken
- Beweglichkeit
- Einklemmung, Blockierung, Instabilitätsgefühl
- Schwellneigung, Beschwerden beim Treppab-/Bergabgehen
- Gehhilfen

Spezielle Gelenkanamnese

- Unfälle
- Stattgehabte Patellaluxation
- frühere Kniegelenkserkrankungen
- vorherige konservative oder operative Behandlung
- Allgemeinerkrankungen und Risikofaktoren
- berufliche Belastung (z. B. Bergleute)
- Familienanamnese
- frühere Traumata, berufliche Exposition, sportliche Belastung, frühere Immobilisierung, entzündliche Erkrankungen, Übergewicht, Stoffwechselerkrankungen, Erkrankungen anderer Gelenke generell sowie der betroffenen Extremität erfragen

Coxarthrose

Spezielle Anamnese

- Schmerzen: Lokalisation (Leiste/Gesäß), Schmerzausstrahlung (Oberschenkel bis zum Knie), Verlauf, Tagesrhythmus, Dauer, Intensität
- Kreuzschmerzen bei kompensatorischer lumbaler Hyperlordose durch Beugekontraktur der erkrankten Hüfte
- Funktionseinschränkung: Belastbarkeit, Hinken (Duchenne-Zeichen bei Beinlängendifferenz), Beweglichkeit (Probleme beim Schuhe- u. Strümpfe anziehen), schmerzfreie Gehstrecke, Gehhilfen

Spezielle Gelenkanamnese

- Unfälle, frühere Hüftgelenkerkrankungen, vorherige konservative oder operative Behandlung
- Allgemeinerkrankungen und Risikofaktoren

KLINISCHE UNTERSUCHUNG

Allgemein

Der sorgfältigen klinischen Untersuchung der artikulierenden Gelenkpartner sowie des Kapsel-Band-Apparates kommt eine wesentliche Rolle in der Diagnostik zu. Zwar handelt es sich bei der Arthrose primär um degenerative Prozesse des Knorpels mit ossären Reaktionen, häufig sind diese aber von Tendomyosen und Reizzuständen der Sehnen- und Bandansätze (dekompensierte Arthrose) und sekundären Entzündungen (aktivierte Arthrose) begleitet. Diese können durch Palpation frühzeitig erkannt werden.

Hilfreich ist weiterhin die Testung auf Spannungszonen in der Haut und Muskulatur. Unverzichtbar ist die Prüfung der angrenzenden Gelenke mit der Fragestellung einer konsekutiven oder vielleicht prädisponierenden Hyper- oder Hypomobilität. Auf die wichtige Rolle der Muskulatur und der Gesamtkörperstatik bei der Entstehung von Gelenkpathologien, wurde bereits eingangs hingewiesen. Übersehene Funktionsstörungen lassen sich mit keinem bildgebenden Verfahren darstellen. Werden diese nicht erkannt und nachfolgend auch nicht in die Therapieplanung einbezogen, kann auch eine noch so gute medikamentöse und/oder physikalische Therapie nur unwesentlich zur Beschwerdelinderung beitragen.

Zur klinischen Untersuchung gehören u. a.:

- Inspektion (Beurteilung von Beinachsen, Muskelatrophie, Beinlängendifferenz, Gangbild, Knieschwellung, Hautveränderungen)
- Palpation der Weichteile und des Gelenkes
- Bewegungsausmaß (Neutral-Null-Methode); spezielle Gelenktests
- funktionelle Beurteilung der angrenzenden Gelenke und der Muskulatur (gesamter Bewegungsapparat)

Die Besonderheiten der klinischen Diagnostik bei Gonarthrose und Coxarthrose (4) sind in der nachfolgenden Tabelle dargestellt.

Besonderheiten der klinischen Diagnostik

Gonarthrose

- Überwärmung
- Erguss, Schwellung, tanzende Patella
- Krepitation
- Patellamobilität
- Verschiebeschmerz der Patella (Zohlen-Zeichen)
- Druckschmerz der Patellafacetten
- Druckschmerz am Gelenkspalt
- Popliteal-(Baker) Zyste
- „Plica mediopatellaris"

Spezifische Funktions- und Schmerztests

- Beurteilung von Bewegungsumfang und Bewegungsschmerz, Bandstabilität, Meniskuszeichen

Coxarthrose

- Beurteilung von Bewegungsumfang und Bewegungsschmerz
- Beurteilung des Gangbildes
- Beinlängendifferenz
- Muskelatrophie
- Beurteilung druckschmerzhafter Punkte
- Beurteilung benachbarter Gelenke
- Beurteilung von Durchblutung, Motorik und Sensibilität

Typischer Untersuchungsbefund bei Coxarthrose
Eine deutlich eingeschränkte Hüftgelenkbeweglichkeit (Innenrotation) gilt als Leitsymptom. Weiterhin tritt eine Hüftbeugekontraktur als Zeichen der mangelnden Verlängerungsfähigkeit der Hüftbeuger auf (Testung mit Thomas-Handgriff zum Ausgleich der Lendenlordose). Diese Problematik bleibt vom Patienten meist unbemerkt, führt aber konsekutiv zu funktionellen Beschwerden an Knie und Lendenwirbelsäule. Typisch ist der inguinale Druckschmerz über dem Hüftgelenk als Zeichen der aktivierten Entzündung. Bei weiterem Fortschreiten der Erkrankung kommt es als Folge der Insuffizienz der Glutealmuskulatur zu einem positiven Trendelenburg-Zeichen. Eine Schwäche des M. quadriceps femoris kann zusätzlich vorhanden sein. Später im Krankheitsverlauf folgende Abduktions- und Außenrotationseinschränkungen sind fast immer ein Zeichen struktureller Veränderungen.

Differentialdiagnostische Überlegungen

- Appendicitis
- Hernia inguinalis
- Funktionsstörungen SIG und LWS (besonders jüngere Patienten)
- „Referred pain - Areale" bei Muskelfunktionsstörungen

Merke: M. adductor longus löst am häufigsten tiefsitzenden Leistenschmerz aus!

Muskuläre Schmerzareale, die Hüftschmerzen hervorrufen können (15)

- **Hüft-Leistengegend vorn und außen**
  M. tensor fasciae latae
  M. iliopsoas
  M. obliquus externus abdominis
  Mm. adductor longus et brevis
  M. quadratus lumborum
  M. gluteus maximus (TrP2)
  M. gluteus medius (Trochanterspitze)
  M. piriformis (Trochanterregion)
- **Hüft-Leistengegend medial**
  M. adductor magnus
  M. obliquus internus abdominis

Typischer Untersuchungsbefund bei Gonarthrose
Am Kniegelenk ergibt sich die Besonderheit aus der bestehenden physiologischen „Inkongruenz" der artikulierenden Gelenkpartner. Diese wird annähernd ausgeglichen durch die muskuläre und ligamentäre Gelenkführung, die Patella und die Menisken. Um den physiologischen Bewegungsbereich des Gelenkes auszunutzen und die Sicherung der gleichmäßigen Verteilung der Körperlast auf mediale und laterale Gelenkflächen zu gewährleisten, sind folgende Muskeln maßgeblich:

Muskuläre Kniestabilisatoren

- M. quadriceps rectus femoris (als nahezu ausschließlicher Extensor)
- Ischiocrurale Muskulatur (als wesentliche Flexoren)
- M. biceps femoris (als wesentlicher Außenrotator)
- M. semimembranosus (als wesentlicher Innenrotator)

Muskuläre und ligamentäre Störungen können ebenfalls Knieschmerzen auslösen. Die bei funktionellen Erkrankungen fortschreitende Hypermobilität des Gelenkes kann zu einer Progredienz der Arthrose führen. Im Unterschied zur Coxarthrose sind Schmerzen in verschiedenen Bereichen möglich, wobei der **mediale Knieschmerz** am häufigsten vorkommt.

Initial findet sich klinisch ein Druckschmerz über dem medialen Kniegelenkspalt und im Bereich des Pes anserinus. Als Zeichen einer Sehnenansatztendinose imponiert häufig eine lokale Überwärmung. Zusätzlich finden sich meist Bewegungseinschränkungen in Beugung als Folge eines vorliegenden Gelenkergusses. Zusätzlich fällt eine überwärmte und druckdolente Schwellung über dem medialen Tibiaplateau auf, die sich mitunter bis zur proximalen Oberschenkelinnenseite verfolgen lässt.
Bei fortgeschrittener Gonarthrose findet sich eine deutliche Bewegungseinschränkung, sowohl in Extension, als auch in Flexion. Schmerzen bei der Bewegungsprüfung treten verstärkt auf. Es zeigt sich eine deutliche Muskelatrophie und eine lokale Schwellung im Gelenkbereich. Je nach Aktivierungszustand können eine Überwärmung und ein Gelenkerguss zusätzlich vorhanden sein.

Muskuläre Schmerzareale, die Knieschmerzen hervorrufen können (15)

- **Vordere Knieregion**
  M. rectus femoris
  M. vastus medialis
  Mm. adductor longus et brevis

- **Knie vorn innen**
  M. vastus medialis
  M. gracilis
  M. rectus femoris
  M. sartorius
  Mm. adductor longus et brevis

- **Kniekehle**
  M. gastrocnemius
  M. biceps femoris
  M. popliteus
  M. semimembranosus et semitendinosus
  M. soleus
  M. plantaris

- **Seitliche Knieregion**
  M. vastus lateralis

BILDGEBENDE VERFAHREN

Konventionelle Röntgendiagnostik

Die Diagnose der Arthrose ist allein klinisch häufig nicht eindeutig, insbesondere was das Ausmaß der Degeneration betrifft. Zur weiteren Verifizierung reicht in den meisten Fällen ein konventionelles Röntgenbild des entsprechenden Gelenkes in zwei Ebenen. Beachtung sollte die Lagerung des Patienten bei der Röntgenuntersuchung finden. So ist gerade bei der Gonarthrose das unauffällige Röntgenbild (liegend ohne Belastung) häufig nicht gleich richtungsweisend. Die Durchführung einer Belastungsaufnahme trägt zu einer sicheren Diagnose bei. Das wichtigste radiologische Kriterium der Gelenkspaltverschmälerung kann somit erst korrekt bewertet werden. Die Abnahme des radiologischen Gelenkspaltes wird unter Belastung gemessen und gilt derzeit als einzig zuverlässige Methode zur Beurteilung der Progression von Hüft- und Kniegelenkarthrose.

Das **Standardverfahren** in der klinischen Anwendung stellt die konventionelle Röntgenuntersuchung dar. Zu beachten ist jedoch die Tatsache, dass Personen ab dem 50. Lebensjahr generell strukturelle Veränderungen des Skelettsystems aufweisen, die als Anpassungsreaktionen des Knochens auf die Belastung verstanden werden müssen. Diese Anpassungsvorgänge wurden schon von Wolf 1892 (16) ausführlich beschrieben. Hierbei kommt es zu Gelenkspaltverschmälerungen (Chondrose) und Veränderungen des subchondralen Knochens (Sklerose) in der Hauptbelastungszone.
In der Erfahrenheit (Kunst) des Untersuchers liegt es nun, bereits lange vorbestehende Veränderungen von denen zu unterscheiden, die aktuell für Beschwerden verantwortlich sind.

„ ...Bekanntlich sind 40 % der radiologischen Arthrosen stumm.“ (11)
Bei Fortschreiten der Degeneration kommt es im subchondralen Knochen zu Aufhellungen durch Spongiosaeinbrüche (Geröllzysten) bzw. zu Knochenanbauten und Randwülsten im Bereich der artikulierenden Gelenkpartner. Gelenkdeformierungen und Fehlstellungen (Subluxationen) mit z. T. destruierendem Charakter sind die Folge (z. B. mutilierende Coxarthrose). Das Endstadium stellt die Ankylose des betreffenden Gelenkes dar.

Die radiologische Einteilung der Arthrose in 4 Stadien nach Kellgren u. Lawrence (8) ist die international am häufigsten verwendete, wobei die genaue Unterscheidung zwischen den einzelnen Stadien in der täglichen Routine wegen der nur wenig genauen Definition manchmal nur schwerlich möglich ist.

Arthrosegrad nach Kellgren und Lawrence

I fraglich
II leicht
III mittel
IV schwer

Nachfolgend werden einige röntgentechnische und -morphologische Besonderheiten einzelner Gelenke (Knie/Hüfte) im Detail kurz dargestellt.

Kniegelenk

Die Untersuchung des Kniegelenkes sollte zur optimalen Beurteilbarkeit im Stand unter 15 - 20° Flexion erfolgen. Seitaufnahmen im Liegen bei leichter Flexion (ca. 30°) und eine axiale Patellaaufnahme ergänzen die Standarddiagnostik. Bei speziellen Fragestellungen, wie z. B. Verletzungen der Kreuzbänder, kann eine Aufnahme nach Frick notwendig werden.

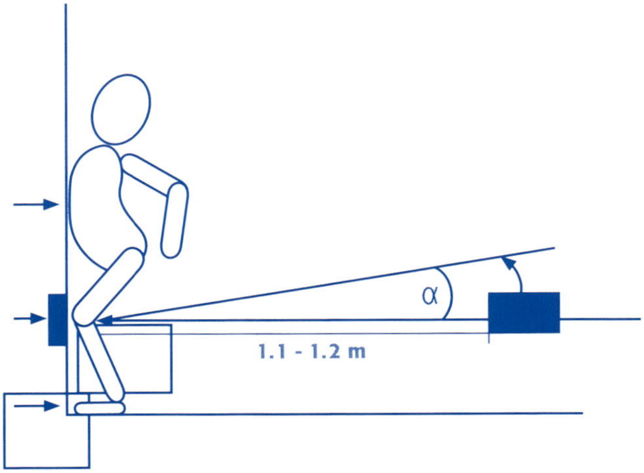

Belastungsaufnahme der Kniegelenke im Stand und in 20° Flexion zur standardisierten Untersuchung (14)

Die typischen arthrotischen Veränderungen finden sich am Femorotibial- und Femoropatellargelenk. Besonderes Augenmerk sollte auf Fehlstellungen und posttraumatische Zustände gelegt werden, da diese als Präarthrose fungieren. Gelenkspaltverschmälerungen treten überwiegend am medialen Kniegelenkspalt auf.

Frühzeichen der Degeneration am Femorotibialgelenk sind (5):
- Ausziehungen am oberen und unteren Patellarand
- Zuspitzung oder Verplumpung der Eminentia intercondylaris

später:
- Mensikusverkalkungen und allgemeine Arthrosezeichen

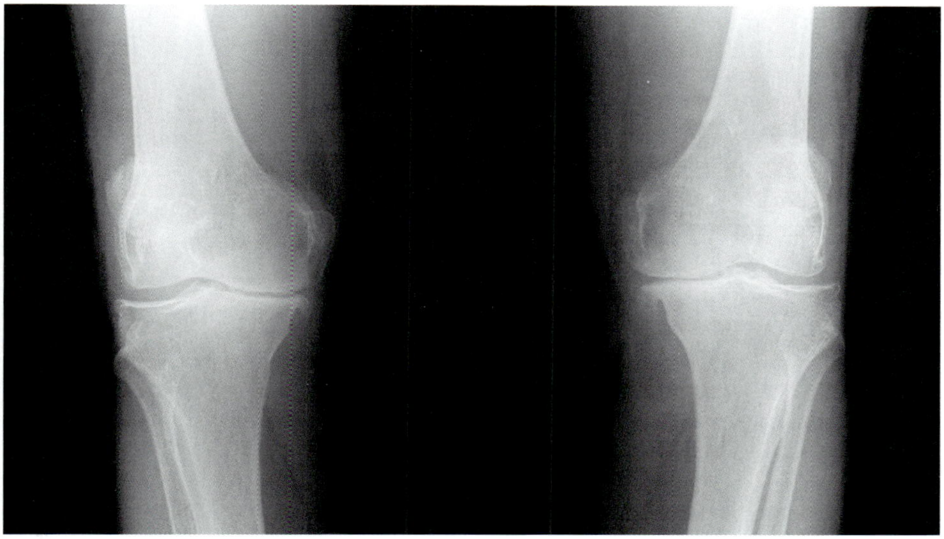

Fortgeschrittene Gonarthrose bds.

Die **retropatellare Arthrose** wird beeinflusst von den Formvarianten der Patella (n. Wiberg). Hierbei gelten die Typen I und II als Normvariante. Durch asymmetrische Druckübertragung kann es zu aseptischen Knorpelnekrosen (Chondropathia patellae) mit resultierender Arthrose kommen.

Patellaformen nach Wiberg

Typ I	mediale und laterale Gelenkfläche gleich groß und konkav
Typ II	mediale Facette kleiner, beide konkav
Typ III	kleinere mediale Facette ist konvex
Typ IV	umschriebene Vorwölbung an der kleineren und konvexen medialen Facette
Jägerhut	mediale Facette fehlt

Hüftgelenk

Die radiologische Untersuchung des Hüftgelenkes sollte bei der Fragestellung einer Arthrose eine **Beckenübersichtsaufnahme** beinhalten, da ca. 60 % der Coxarthrosen bilateral sind. Bei speziellen Fragestellungen und zur OP-Planung kann die Durchführung einer axialen Aufnahme notwendig sein.

Aufnahmetechnik des Beckens

- Füße um ca. 20° innenrotiert; Großzehen berühren sich (Gonadenschutz)
- Aufnahme im Liegen nur bei nicht stehfähigen Patienten
- beide Trochanteren, das gesamte Becken mit Hüftgelenken und SIG müssen vollständig abgebildet sein

Die typischen röntgenmorphologischen „Frühzeichen" sind (5)**:**

- Randosteophyten an der Fovea centralis des Hüftkopfes
- Knochenapposition an der Vorderseite des Femurhalses (Paquezeichen)
- subchondrale, sich von medial nach lateral verbreiternde Azetabulumsklerose am Pfannendach (Pfannendachsuperzilium)
- Gelenkspaltverschmälerung am kranialen Rand (Knorpelschädigung in der Druckaufnahmezone)

Im weiteren Verlauf treten „Spätzeichen" auf:

- Pseudofrakturlinie am Schenkelhals durch Pfannenrandwülste
- Pfannenbodendopplung
- subfovealer Osteophyt am Femurkopf
- periostale Knochenapposition am unteren Rand des Femurhalses (Wiberg-Zeichen) (die letzten 3 Veränderungen = **Dezentrierungszeichen**)

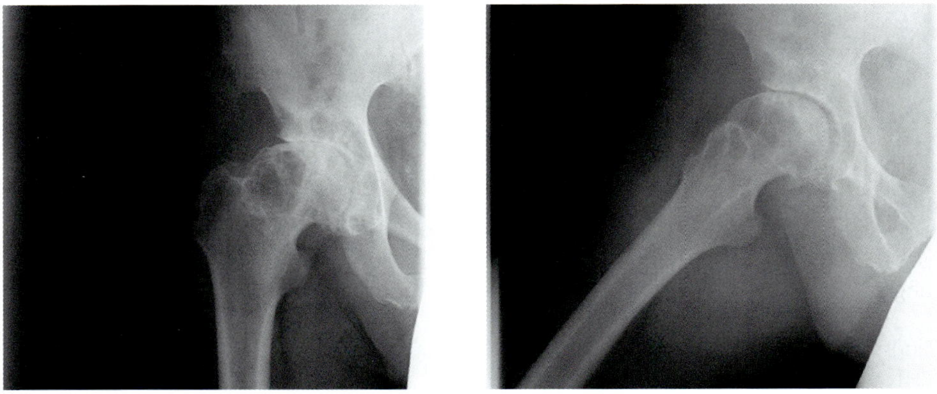

Fortgeschrittene Coxarthrose rechts

Für die Beurteilung des Hüftgelenkes hat sich ergänzend die radiologische Klassifikation nach Kellgren & Lawrence (8) etabliert.

Punktwerte nach dem modifizierten Kellgren & Lawrence-Score Hüfte

Osteophyten
0 = keine oder fraglich
1 = eindeutig
2 = große

Sklerose
0 = keine Sklerose
1 = leichte Sklerose
2 = leichte Sklerose mit Zystenbildung
3 = Sklerose mit Zysten

Gelenkspalt
0 = nicht oder fraglich verschmälert
1 = eindeutig verschmälert
2 = fortgeschritten verschmälert
3 = aufgehoben

Deformierung
0 = keine Deformierung
1 = leichte Deformierung
2 = deutliche Deformierung

Entsprechend den Leitlinien der Deutschen Gesellschaft für Orthopädie und Orthopädische Chirurgie und des Berufsverbandes der Ärzte für Orthopädie (4) können für die radiologische Klassifikation der Coxarthrose die nachfolgenden Scores Verwendung finden:

- nach Busse et al. (1972)
- nach Mose (1980)
- nach Kellgren und Lawrence (1957)

Magnetresonanztomographie

Obwohl die Magnetresonanztomographie ein hoch empfindliches Verfahren darstellt, bringt sie in der täglichen klinischen Arthrosediagnostik nur wenig Zusatzinformationen, die einen entscheidenden Einfluss auf die Therapie haben. Insbesondere bei therapierefraktären Arthrose-Verläufen kann durch eine zusätzliche Information auf der Basis eines MRT die Behandlungsstrategie überprüft und ggf. auf intraartikuläre mechanische Hindernisse abgestellt werden. Im Wesentlichen geht es um die differentialdiagnostische Abgrenzung von intraartikulären mechanischen Faktoren, entzündlich-rheumatischen Erkrankungen, Osteonekrosen oder Tumoren. Eine radiologisch nicht erkennbare, gelenknahe Fraktur kann ausgeschlossen werden.

Präarthrotische Deformitäten (z. B. Osteochondrosis dissecans oder Femurkopfnekrose) können frühzeitig erfasst werden. Die rechtzeitige Intervention hat einen entscheidenden Einfluss auf den Krankheitsverlauf und das Ausmaß der bleibenden Schädigung. Entzündlich-rheumatische Erkrankungen (Ausmaß von Synovialitis und entzündlichen Knorpel-/Knochenveränderungen) können von degenerativen Veränderungen abgegrenzt werden.

Die bisher in experimentellen und klinischen Studien gesammelten Ergebnisse (q-MRT; 3D-MRT) zeigen das zukünftige Potential des MRT für eine „Frühdiagnostik" auf. Valide klinische Studien fehlen noch. Ökonomische Aspekte sprechen gegen den routinemäßigen Einsatz der MRT-Diagnostik bei der Arthrose.

Zusammenfassung:

- hoch empfindliches Verfahren zur Detektion von Knorpelschäden
- frühe Darstellbarkeit von Schäden an Meniskus und Kreuzbändern im Knie
- Verdeutlichung früher Veränderungen in der Knochenstruktur
- wichtig bei Beurteilung von Knorpeldicke, Wassergehalt, akuter Synovialitis und Knochennekrosen
- ökonomische Aspekte sprechen gegen breiten Einsatz der MRT Diagnostik in der Arthrosediagnostik
- bei Diskrepanz zwischen Klinik des Patienten und Schweregrad der Arthrose im Röntgen sinnvoll

Ultraschall

Ultraschall spielt in der Sicherung der Diagnose einer Arthrose nur eine untergeordnete Rolle. Mit den modernen Sonographiesystemen (mindestens 7,5 MHz-Schallkopf, Realtime) aber ist eine schnelle und präzise Gelenkdiagnostik und preisgünstige Dokumentation möglich. Für das Hüftgelenk und das adipöse Knie kann ein 5 MHz-Schallkopf günstiger sein. So lassen sich sowohl Ergussmenge und Synovialisdicke als auch abnorme Strukturen (Synovialzysten, Tenosynovitiden) leicht bestimmen bzw. nachweisen. Bei bestimmten Fragestellungen, wie z. B. kleinen Gelenkergüssen oder dem Vorliegen eines Ventilmechanismus bei Bakerzyste, können Zusatzinformationen gewonnen werden. Der Ultraschall wird deshalb vor allem zur Differentialdiagnostik oder als Unterstützung bei Gelenkpunktionen eingesetzt. Relevant ist die Sonographie ebenfalls bei der Rheumatoiden Arthritis zur Beurteilung von Entzündungen, die durch Synovialisverdickungen und Ergüsse gekennzeichnet sind. Bei der therapeutischen Hüftgelenkpunktion kann die Sonographie zur Dokumentation und intraartikulären Lagekontrolle der Nadel genutzt werden. Kristalline Injektionsflüssigkeiten sind bei der Applikation im Ultraschall sichtbar. (9)

Zusammenfassung:

- Möglichkeit zur Beurteilung von Bindegewebe
- kleine Gelenkergüsse und punktierbare Flüssigkeitsansammlungen können gezeigt werden
- Differentialdiagnose und Hilfe bei der Punktion

LABORUNTERSUCHUNG

Untersuchungen von Serum und Urin sind in der klinischen Routine zur Diagnostik einer Arthrose nicht erforderlich. Sie dienen vielmehr der differentialdiagnostischen Abgrenzung anderer Krankheitsbilder. Pathologische Laborbefunde ergeben sich oft bei Erkrankungen, die sekundär zu einer Arthrose führen.

Bei der Arthrose ist die BSG meist normal; bei aktivierten Arthrosen kann sie passager beschleunigt und das C-reaktive Protein (CRP) leicht erhöht sein. Rheumafaktoren, Antikörper gegen Kernbestandteile (ANA) oder zyklisches Citrullin erlauben die Abgrenzung von entzündlich rheumatischen Erkrankungen. Bei unklarer Diagnose und klinischen Hinweiszeichen kann die Diagnose durch Harnsäurebestimmung, Elektrophorese und eine Erregerserologie (z. B. Borrelien, Yersinien, Chlamydien) weiter eingegrenzt werden.

Forschungsansätze:
Bei der **primären Arthrose** werden als ursächlich eine genetische Prädisposition (HLA-assoziiert), endokrinologische Faktoren und Stoffwechselstörungen diskutiert. In sehr seltenen Fällen wurde bei familiär gehäuftem Auftreten eine Mutation im Typ-II-Kollagen-Gen festgestellt. Das gehäufte Auftreten von Arthrosen bei Kollagen Typ VI-Mangel wurde gefunden. Resultierend aus dem speziellen Aufbau des hyalinen Knorpels, der zu 95 % aus extrazellulärer Knorpelmatrix (Wasser, Kollagen und Proteoglykane) und zu 5 % aus Chondrozyten besteht, basieren die experimentellen Ansätze auf der Bestimmung von verschiedenen Parametern des Knorpel- und Knochenstoffwechsels. Hierbei handelt es sich sowohl um Präkursoren des Kollagens als auch um dessen Abbauprodukte. Entzündungsmediatoren können zur Abschätzung des Arthroseaktivierungszustandes eines Gelenkes genutzt werden.

Marker-Analyse:
Durch Messung von speziellen Laborparametern können frühe Stadien degenerativer Gelenkveränderungen erfasst werden. Sogenannte „Knorpelmarker" stellen einzelne in Körperflüssigkeiten nachweisbare Proteinfragmente aus dem Knorpelmetabolismus dar. Deren Bestimmung und Korrelation mit klinischen Befunden befindet sich bereits längerfristig in der präklinischen und klinischen Testung. Die veränderte Konzentration von Proteinen (Hyaluronsäure, Keratansulfat, Comp und andere), welche bei einem Knorpelschaden sowohl im Serum als auch im Urin und in der Synovialflüssigkeit der betroffenen Gelenken selbst nachzuweisen sind, kann Informationen zum Schweregrad der Knorpelschädigung, zum Verteilungsmuster und möglicherweise auch zur Prognose geben. Perspektivisch wird erwartet, dass in der Zukunft Veränderungen spezieller Knorpelmarker konventionelle Techniken bei der Beurteilung der Wirksamkeit von Medikamenten und anderen therapeutischen Maßnahmen ergänzen. Aktuelle Arbeiten belegen eine signifikante Korrelation zwischen der Höhe des Hyaluronsäure-Spiegels im Serum und dem Grad einer Arthrose. Es gibt Hinweise, dass sich der CartiLaps ELISA zur Messung von Collagen Typ II Fragmenten und damit als möglicher Verlaufsparameter bei Arthrose eignet.

Zusammenfassung:
- **BSG** normal bei Arthrose; passager beschleunigt mit leicht erhöhtem C-reaktiven Protein **(CRP)** bei der aktivierten Arthrose.
- Serum- und Urinlaborparameter gehören nicht zur Routine in der Arthrosediagnostik, dienen vielmehr der differentialdiagnostischen Abgrenzung anderer Krankheitsbilder.
- Pathologische Laborbefunde bestehen bei systemischen Präarthrosen, die sekundär eine Arthrose auslösen.
- Harnsäurebestimmung, Elektrophorese und eine Erregerserologie bei unklarer Diagnose sinnvoll.

GELENKPUNKTION

In der Differentialdiagnostik der Gelenkerkrankungen können durch die Analyse der Synovia relevante Zusatzinformationen gewonnen werden. Ein geschwollenes und gerötetes Gelenk mit tastbarem Gelenkerguss sollte immer punktiert werden. Auf ein steriles Vorgehen und die Einhaltung der publizierten Empfehlungen zu Gelenkpunktionen (2) muss geachtet werden.

Synovialanalyse bei verschiedenen Gelenkerkrankungen (14)

	Farbe	Trübung	Viskosität	Zellzahl	Leukozytenanteil	Sonstiges
Normal	strohgelb	klar	↑	100	10 %	
Arthrose	strohgelb	klar	↑	bis 1 000	10-20 %	
Trauma	rosa-blutig	klar-trüb	↑	2 000	20 %	Erythrozyten
RA	gelb/grün	trüb, flockig	↓	5 000 - 50 000 (je nach Aktivität)	50-75 %	Rhagozyten +++
SLE	gelb	trüb	(↓)	bis 10 000	25 %	Rhagozyten +++
SPA	gelb	klar, leicht trüb	(↓)	>2 000	50 %	Rhagozyten +++
Gicht	milchig	trüb	↓	oft >10 000	90 %	Harnsäurenadeln Intrazellulär
Pseudogicht	gelb-milchig	trüb	↓	oft >20 000	90 %	Kalziumpyrophosphat-kristalle
Tbc	graugelb	trüb, flockig	↓	20 000 - 50 000	50 %	Tuberkelbazillen
Eitrige Arthritis	purulent	rahmig, flockig	↓	50 000 und mehr	95 %	Bakt.-Erreger, selten Pilze

RA: Rheumatoide Arthritis; SLE: Systemischer Lupus erythematodes;
SPA: Spondylitis ankylosans; Rhagozyten: Neutrophile Zellen mit zytoplasmatischen Einschlüssen (Komplement und Immunokomplexe).

Meist findet man bei der Arthrose einen bernsteinfarbenen Erguss mit relativ hoher Viskosität und verminderter Zellzahl, bei vereinzelt nachweisbaren Granulozyten. Bei der Rheumatoiden Arthritis (RA) und den anderen entzündlichen Gelenkerkrankungen ist die Viskosität erheblich vermindert und die Zahl der Zellen (meist Granulozyten) deutlich erhöht (bis zu 100 000). Bei der Gicht findet sich eine sehr hohe Zellzahl. Dabei lassen sich in polarisiertem Licht in den Granulozyten doppelbrechende Kristalle nachweisen. Bei der septischen Arthritis besteht ein eitriger Gelenkerguss, der überwiegend aus Granulozyten besteht. In jedem Fall ist dabei der Bakteriennachweis mittels Gramfärbung und nachfolgender Kultur erforderlich, um durch eine frühzeitig und adäquate Therapie die ansonsten hohe Mortalität zu senken.

FAZIT

Unter funktionellen Gesichtspunkten gibt es für die rechtzeitig erkannte Arthrose optimale Behandlungsmöglichkeiten. Die Früharthrose kann als Phänomen eines funktionellen Ungleichgewichts betrachtet werden, welches sich auf die Gelenke konzentriert. Diese fungieren als Funktionsträger der Bewegung. Wenn eine geplante Therapie (medikamentös, physikalisch, krankengymnastisch oder operativ) aussichtsreich sein soll, müssen die beteiligten Muskelgruppen und letztlich der gesamte Bewegungsapparat in die funktionelle Diagnostik miteinbezogen werden. Wenn das beanspruchte Gelenk der Belastung nicht gewachsen ist, kommt der gesamte Organismus aus dem funktionellen Gleichgewicht. Bewegung, Ernährung, Lebenswandel und psychische Belastung spielen neben der reinen Knorpelschädigung eine bedeutsame Rolle.

DAS RÖNTGENBILD ALLEIN SAGT NOCH NICHTS ÜBER DIE BESCHWERDEN DES PATIENTEN AUS.

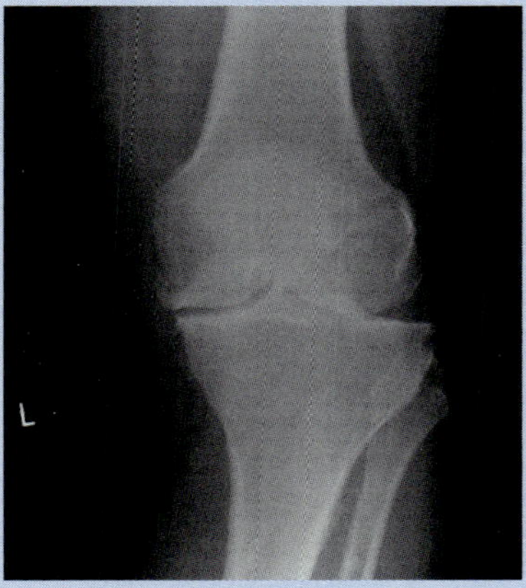

Nach ausgeheilter Bandverletzung des Kniegelenkes im Alter von 26 Jahren war ein jetzt 57jähriger Mann über mehrere Jahre in der Lage, Laufsportarten und Fußball auszuüben.

Nachdem dieses nicht mehr beschwerdefrei möglich war, verlagerte er die sportlichen Aktivitäten in den Bereich Radsport und kann trotz schwerer Gonarthrose lange Distanzen ohne größere Schwierigkeiten fahren.

Jess H. Lonner, MD, Discussant. A 57-year-old man with osteoarthritis of the knee. JAMA 2003;289:1016-1025.

Zusammenfassung

Der sorgfältigen klinischen Untersuchung, die nach Ausschluss vordergründig funktioneller Störungen durch ein bildgebendes Verfahren (konventionelles Röntgen) ergänzt werden kann, kommt die entscheidende Bedeutung in der klinischen Arthrosediagnostik zu. Der Fehlschluss von der Arthrosezacke zur Arthrosekrankheit ist somit vermeidbar!

LITERATUR

1. Bellamy N, Buchanan WW, Goldsmith CH, Campbell J, Stitt LW. Validation study of WOMAC: a health status instrument for measuring clinically important patient relevant outcomes to antirheumatic drug therapy in patients with osteoarthritis of the hip or knee. J Rheumatol 1988; 15:1833-1840.
2. Bernau A, Rompe G, Rudolph H, Werner. HP: Intraartikuläre Injektionen und Punktionen. Dt Ärztebl 1988; 85: A-80–84.
3. Breusch S, Mau H, Sabo D. Klinikleitfaden Orthopädie. 2002 Urban & Fischer Verlag, München Jena.
4. Deutsche Gesellschaft f. Orthopädie und orthopädädische Chirurgie und Berufsverband d. Fachärzte f. Orthopädie (Hrsg.) Leitlinien der Orthopädie. Dt. Ärzte-Verlag Köln 2002; 2. Auflage.
5. Felix R, Langer R, Langer M. Klinische Radiologie mit Repititorium. Walter de Gruyter, Berlin New York, 1992.
6. Harris H. Traumatic arthritis of the hip after dislocation and acetabular fracture treatment by mold arthroplasty. J Bone Jt Surg - Am 1969; 4:737–55.
7. Jess H. Lonner, MD, Discussant. A 57-year-old man with osteoarthritis of the knee. JAMA 2003;289:1016-1025.
8. Kellgren, J. H. and Lawrence, J. S.: Radiological assessment of osteoarthrosis. Ann Rheum Dis 1957; 16: 494-502.
9. Neidel J, Boehnke M, Kuster RM: The efficacy and safety of intraarticular corticosteroid therapy for coxitis in juvenile Rheumatoid Arthritis. Arthr Rheum 46, 2002, 1620 - 1628
10. Opitz G, Locher H. Akupunktur häufiger orthopädischer Schmerzbilder. 2003 W. Zuckschwerdt Verlag GmbH München.
11. Rompe G, Erlenkämper A. Begutachtung der Haltungs- und Bewegungsorgane. 1998 Georg Thieme Verlag Stuttgart – New York
12. Roos EM, Roos HP, Lohmander LS. WOMAC Osteoarthritis Index--additional dimensions for use in subjects with post-traumatic osteoarthritis of the knee. Western Ontario and MacMaster Universities. Osteoarthritis Cartilage 1999; 7:216-221.
13. Sachse J. Extremitätengelenke. 2001 Urban & Fischer Verlag, München Jena.
14. Theiler R. Arthrose; Epidemiologie, Diagnose und Differentialdiagnose, Abklärung und Dokumentation. Schweiz Med Forum Nr. 23, 5. Juni 2002.
15. Travell J, Simons D. Handbuch der Triggerpunkte. Untere Extremität. 2000 Urban & Fischer Verlag, München.
16. Wolf J. Das Gesetz der Transformation der Knochen. 1892 Verlag von August Hirschwald, Berlin.

Nationale und Internationale Leitlinien zur Behandlung der Gonarthrose

JOACHIM GRIFKA

VORBEMERKUNG

Mit ihrem naturwissenschaftlichen Ansatz verfolgt die Medizin das Ziel, pathophysiologische Zusammenhänge zu analysieren und wirksame Behandlungsstrategien zu entwickeln. Traditionsgemäß sind viele Therapieansätze in unserer heutigen Vorgehensweise empirisch begründet. Schon aufgrund des naturwissenschaftlichen Ansatzes und zusätzlich forciert durch ökonomische Gesichtspunkte richtet sich das Bemühen darauf, alle Behandlungsmaßnahmen und die gesamte Behandlungsstrategie in ihrer Wirksamkeit zu überprüfen und die Effizienz zu belegen. Im Diagnostischen und Therapeutischen ist das Bemühen darauf gerichtet, das Sinnvolle herauszuarbeiten. Unter der Maßgabe der Finanzierbarkeit wird dieser Ansatz oft gesundheitspolitisch auf das Notwendige reduziert. Auch von ethischer Seite ist das Handeln auf eine effiziente Behandlung zu richten, um bestmöglich Leiden zu lindern und Erkrankungen zu heilen.

Da der Wissensstand im globalisierten Medienzeitalter nicht adäquat zu überblicken ist, hat das Institut of Medicine, Washington, 1995 eine Initiative gestartet, um den aktuellen Wissensstand in Recommendations übersichtsmäßig zusammenzufassen. Diese Anregung hat im wissenschaftlichen medizinischen Bereich eine Gremienarbeit initiiert, durch die – nach entsprechender Sichtung der Literatur – Diagnostik- und Therapieempfehlungen zusammengestellt wurden. Stets handelte es sich um Expertengremien, die nach bestimmten Kriterien Studien aus der Literatur zusammengetragen, bewertet und daraus Empfehlungen abgegeben haben. Prägend für die Einschätzung zur Behandlung der Gonarthrose sind heute die Empfehlungen des American College of Rheumatology (ACR), der European League of Arthritis and Rheumatism (EULAR) und der Deutschen Gesellschaft für Orthopädie und Orthopädische Chirurgie (DGOOC).

Der Aufwand, der zur Festlegung der Empfehlungen betrieben wurde, war recht unterschiedlich. Von der Konzeption her müssten die unterschiedlichen wissenschaftlichen Gesellschaften zum selben Ergebnis kommen. Die Empfehlungen für die Behandlung einer definierten Erkrankung müssten weltweit einheitlich sein. Dass dies nicht der Fall ist, ist auch darin begründet, dass die Bewertung vorliegender Studien durch Expertengremien unterschiedlich ausfällt. In heutigen Metaanalysen werden Kriterien angesetzt, die wir für heute zu planende, prospektiv randomisierte Studien anwenden, die aber nicht bei einer retrospektiven Auswertung der in der Vergangenheit konzipierten und durchgeführten Studien mit andersartigen Scores und Ratings, mitunter nicht nach heutigen Kriterien definierter „number of patients" oder „intention to treat", vorausgesetzt werden können. Darüber hinaus mögen auch unterschiedliche Ansichten in der Bewertung von Studien durch die Expertengruppen eine Rolle spielen, wie dies

Roddy und Doherty (2003) darstellten und dies beispielsweise als Bias bei der Bewertung der Low-Level-Laser-Therapie eingeschätzt wird (Bjordal et al., 2005).

Ganz grundsätzlich ist festzuhalten, dass Leitlinien mit ihrer diagnostischen und therapeutischen Empfehlung, ein Konsens der jeweiligen Autorengruppe sind, sie aber auf keinen Fall als Richtlinien im juristischen Sinne zu verstehen sind und keine Standards darstellen. In der ursprünglichen Intention der 1995 von der AWMF (Arbeitsgemeinschaft der Wissenschaftlichen Medizinischen Fachgesellschaften) gestarteten Initiative war die Vorstellung die, dass man Wirksamkeitsbelege für Therapien aufzeigt und einen Behandlungskorridor beschreibt, von dem sehr wohl auch für die Behandlung des Einzelfalles abgewichen werden kann. Entsprechend hat die AWMF den von ihr publizierten Leitlinien folgenden Vermerk vorangestellt:

Die „Leitlinien" der Wissenschaftlichen Medizinischen Fachgesellschaften sind systematisch entwickelte Hilfen für Ärzte zur Entscheidungsfindung in spezifischen Situationen. Sie beruhen auf aktuellen wissenschaftlichen Erkenntnissen und in der Praxis bewährten Verfahren und sorgen für mehr Sicherheit in der Medizin, sollen aber auch ökonomische Aspekte berücksichtigen. Die „Leitlinien" sind für Ärzte rechtlich nicht bindend und haben daher weder haftungsbegründende noch haftungsbefreiende Wirkung.

Derzeit bewegen wir uns in der Gefahr, dass Leitlinien als eine quasi offizielle Anerkennung von Diagnostik- und Behandlungsprinzipien angesehen werden. Zu Recht warnt die Deutsche Gesellschaft für Medizinrecht in ihrer Einbecker-Empfehlung vom Dezember 2005 (Präsidium der DGMR, 2005) davor, dass Leitlinien zu einer Programmmedizin führen, dass also unter dem Etikett einer Erkrankung angesichts rechtlicher Gesichtspunkte und ökonomischem Druck katalogartig ein Behandlungsschema abläuft. Ökonomisch befinden wir uns in der Situation eines leistungsrechtlichen Versorgungsanspruches bei beschränkten finanziellen Mittel. Daraus resultieren Konsequenzen für das praktische, therapeutische Vorgehen.

Diesbezüglich ist es von eminenter Bedeutung herauszustellen, dass bei dem derzeitigen Evidenzgrad das Ziel der Recommendations, gesicherte Diagnostik- und Therapiemaßnahmen aufzuzeigen, noch nicht erreicht ist. Stets trägt der behandelnde Arzt die Verantwortung für die Behandlung im Einzelfall und bestimmt daher auch die Notwendigkeit der Entscheidung über die jeweiligen Behandlungsmaßnahmen. Beim aktuellen Stand können uns Leitlinien daher allenfalls eine zusätzliche Orientierung in der nicht zu überblickenden Vielfalt der wissenschaftlichen Studien und Untersuchungen geben.

EVIDENCE-BASED MEDICINE

Evidence-based Medicine, (EBM), verfolgt das Ziel, den gegenwärtig besten Wissensstand (Evidenz) aus der klinischen Forschung auf die Behandlung des einzelnen Patienten zu übertragen (Sackett et al., 1996). Es sollen also wissenschaftliche Erkenntnisse auf die konkrete Behandlung des Einzelfalles in der Praxis übertragen werden. Ganz grundsätzlich gilt, dass die ärztliche Entscheidungsfindung stetig hinterfragt wird, vom informierten, internetkundigen Patienten, ärztlichen Fachkollegen, hinsichtlich ökonomischen Ressourceneinsatzes und Effizienz und schließlich von der Öffentlichkeit, die die bestmögliche Behandlungsweise einfordert. EBM basiert auf dem Prinzip der engen Vernetzung zwischen medizinischer Forschung und klinischer Routine. So muss eigentlich gefragt werden, wie für den konkreten Einzelfall der aktuelle Wissensstand ist, wie dieser in einer systematischen Literaturrecherche ermittelt wird. Die gefundene Literatur ist hinsichtlich Studiendesign und -qualtität kritisch zu bewerten und schließlich sind die somit gewonnenen Informationen auf aktuellem wissenschaftlichem Niveau auf die Behandlung im konkreten Einzelfall zu übertragen.

Für die systematische Literaturrecherche werden im Allgemeinen medizin-wissenschaftliche Datenbanken herangezogen. Für die Bewertung der Aussagekraft der publizierten Studien werden diese definierten Evidenzklassen zugeordnet.

Grad der Empfehlung	Evidenzklasse	
A	**Ia**	Evidenz aufgrund von Metaanalysen von randomisierten, kontrollierten Studien
	Ib	Evidenz aufgrund von mindestens einer randomisierten, kontrollierten Studie
B	**IIa**	Evidenz aufgrund mindestens einer kontrollierten, nicht randomisierten Studie mit adäquatem Design
	IIb	Evidenz aufgrund mindestens einer gut angelegten, quasi-experimentellen Studie
	III	Evidenz aufgrund gut angelegter, nicht-experimenteller, deskriptiver Studien, wie z. B. Vergleichsstudien, Korrelationsstudien und Fall-Kontroll-Studien
C	**IV**	Evidenz aufgrund von Berichten der Expertenausschüsse oder Expertenmeinungen und / oder klinischer Erfahrung anerkannter Autoritäten

Den höchsten Evidenzgrad (Klasse I a) haben Metaanalysen auf der Basis randomisiert kontrollierter Studien. Der Evidenzgrad I b wird für einzelne randomisierte kontrollierte Studien vergeben. Sodann folgen in Evidenzklasse II a kontrollierte Studien ohne Randomisierung. Dem Evidenzgrad II b werden quasi-experimentelle Studien zugeordnet. Evidenzgrad III trifft für nicht-experimentelle und deskriptive Studien einschließlich retrospektiver Nachuntersuchungen zu. Als Evidenzgrad IV werden schließlich Expertenmeinungen und Einzelfallbeschreibungen mit einem vergleichsweise niedrigen Evidenzgrad klassifiziert.

Mit dieser Einteilung rückt die Expertenmeinung in den Hintergrund. Nicht zu verkennen ist allerdings, dass das Behandlungsergebnis von vielen individuellen Faktoren beeinflusst wird. Bei operativen Versorgungen ist dies vor allem das spezielle Vorgehen im Einzelfall. Ganz grundsätzlich darf aber festgestellt werden, dass die ärztliche Entscheidungsfindung den aktuellen Wissensstand der klinischen Forschung zu berücksichtigen hat und auch Besonderheiten beim Vorgehen im Einzelfall in Kenntnis des aktuellen Wissensstandes gewählt werden (Tingart et al., 2003).

NATIONALE LEITLINIEN

Bei den Online-Veröffentlichungen der AWMF finden sich zwei Leitlinien zur Gonarthrose, zum einen die auf die endoprothetische Versorgung eingeengte Leitlinie der Deutschen Gesellschaft für Unfallchirurgie, zum anderen die Leitlinie Gonarthrose der Deutschen Gesellschaft für Orthopädie und Orthopädische Chirurgie und des Berufsverbandes der Ärzte für Orthopädie. Wie bei den Leitlinien der nationalen Fachgesellschaften allgemein üblich handelt es sich um einen durch eine Expertengruppe erarbeiteten Konsens, ohne Studienauswertung nach EBM-Kriterien. Die Gonarthroseleitlinie von DGOOC und BVO wurde in der ersten Fassung am 10. Januar 1998 veröffentlicht und liegt seit dem 01. April 2002 in einer überarbeiteten Version vor (DGOOC/BVO-Leitlinie, 2002).
In einer systematischen Gliederung werden zunächst Epidemiologie, Definition und Ätiologie, Pathogenese sowie Pathophysiologie stichpunktartig abgehandelt. Bei der Klassifikation finden noch die bis vor wenigen Jahren üblichen Klassifikationen nach Lequesne und Kellgren Niederschlag. Für einen internationalen wissenschaftlichen Vergleich und wegen der besseren Analyse wäre heute der WOMAC-Score zu empfehlen. Unter „Anamnese" sind die typischen Kennzeichen aufgelistet, nach denen gezielt gefragt werden sollte. Für die klinische Diagnostik sind die verschiedenen Beurteilungszeichen und Tests aufgeführt. Die apparative Diagnostik ist bewusst auf die notwendige Röntgenuntersuchung des Kniegelenkes in zwei Ebenen als Basisdiagnostik ausgerichtet sowie die im Einzelfall anzuratenden, weiteren apparativen Untersuchungen, je nach klinischem Befund. Dabei muss wertend angemerkt werden, dass Szintigraphie, klinisch-chemisches Labor zur Differenzialdiagnostik und Punktion mit Synoviaanalyse keine primäre Bedeutung haben, sondern der Ausschlussdiagnostik dienen. Ebenso hat eine CT-Untersuchung bei Gonarthrose an sich keinen Wert, sondern kann nur bei ganz speziellen differenzialdiagnostischen Fragestellungen indiziert sein. Unter „häufige Differenzialdiagnosen" sind die typischerweise abzugrenzenden Erkrankungen mit Kniegelenkbeschwerden aufgelistet. Die klinische Klassifikation anhand des Röntgenbildes ist heute eher nachrangig.

Als klinische Scores sind für den wissenschaftlichen Vergleich der KSS, der HSS-Score, der Lequesne-Score aufgeführt. Bei heutigem Stand muss für den internationalen Vergleich und aufgrund der genaueren Evaluation der WOMAC-Score empfohlen werden.

Unter „Therapie" werden zunächst die Ziele definiert, bis hin zur Verzögerung des Fortschreitens der Arthrose. Bei der konservativen Therapie wird auf die individuelle Beratung Wert gelegt, mit Verdeutlichung der arthrosebegünstigenden Faktoren. Die medikamentöse Therapie stellt auf die peripher wirksamen Analgetika ab, beinhaltet also nicht die Opioide. Bei der physikalischen Therapie werden die verschiedenen Behandlungsformen gleichrangig nebeneinander aufgelistet. Es folgen Maßnahmen der Orthopädietechnik.

Unter „operative Therapie" werden zunächst die allgemeinen Indikationskriterien behandelt, sodann die häufigen Operationsverfahren mit ihren intraoperativen Maßnahmen summarisch aufgelistet. Es folgt eine detailliertere Aufstellung der Ziele der Vorgehensweise, einschließlich möglicher Folgen und Komplikationen. Die postoperativen Maßnahmen werden wiederum gleichrangig aufgelistet.

Als Staffelung für die Indikation zu den verschiedenen operativen Maßnahmen ist ein Stufenschema des therapeutischen Vorgehens aufgelistet, das die Therapiemaßnahmen entsprechend ihrer Invasivität und der Ausprägung der Arthrose gliedert.
Abschließend sind Einschätzungen zur Prognose, Möglichkeiten der Prävention und Ansätze der weiteren Entwicklung aufgezeigt.

Damit wird die Leitlinie der DGOOC und des BVO der Vorgabe gerecht, lediglich die Möglichkeiten der Diagnostik und Therapie bei Gonarthrose aufzuzeigen, ohne ins Detail zu gehen oder gar einen verbindlichen Charakter zu haben.

EMPFEHLUNGEN DES AMERICAN COLLEGE OF RHEUMATOLOGY

1995 hat das ACR die ersten Empfehlungen zur Therapie der Gonarthrose herausgegeben, die nicht-pharmakologische Therapien herausstellt (Hochberg et al., 1995). Im Vordergrund stehen die Unterweisung des Patienten und Maßnahmen der physikalischen Therapie. Spezielle operative Vorgehensmaßnahmen fanden keine Berücksichtigung.
Nachfolgend gab es Stellungnahmen zu einzelnen therapeutischen Maßnahmen. Systematische Reviews und Metaanalysen fassten Ergebnisse von randomisiert kontrollierten Studien zusammen und die Prinzipien der Evidenz Based Medicine wurden festgeschrieben. Diese Erkenntnisse flossen in eine systematische Überarbeitung ein, die 2000 als Update der „Recommendations for the medical Management of Osteoarthritis of the hip and knee" zusammengefasst wurden (ACR, American College of Rheumatology subcommittee on osteoarthritis 2000).

Für die aktuellen Empfehlungen wurde das größte Gewicht auf systematische Reviews, Metaanalysen und randomisierte kontrollierte Studien gelegt. In den Fällen, in denen keine derartigen Daten vorlagen, wurde entsprechend den Empfehlungen der Gesellschaft die Expertenmeinung formuliert. Auch in dem Statement des ACR wird betont, dass das definitive therapeutische Vorgehen für den einzelnen Patienten stets vom behandelnden Arzt festgelegt werden muss.

Bei den nicht-pharmakologischen Therapien werden insbesondere Verhaltensmaßnahmen hervorgehoben, wobei es ein spezielles Programm der Arthritis Foundation gibt. Im Vordergrund stehen Gewichtsreduktion, Übungsprogramme, Krankengymnastik und begleitende Maßnahmen des Gelenkschutzes.

Zur medikamentösen Therapie wird betont, dass der beste Effekt in Kombination mit nicht-pharmakologischen Maßnahmen erzielt wird. Als typische Medikation im anglo-amerikanischen

Raum wird als reine Analgesie Paracetamol (Acetaminophen) empfohlen, das hinsichtlich der Schmerzwirkung mit dem selben Effekt wie NSAR angegeben wird. Dabei wird diskutiert, dass die Wirksamkeit von Ibuprofen Paracetamol gleichzusetzen ist, während Diclofenac statistisch sowohl hinsichtlich Schmerz als auch Funktion eine Überlegenheit zeigt. Bei intraartikulärer Kniegelenkschwellung wird die Aspiration und intraartikuläre Injektion von Glucokortikosteroiden als alternative initiale Therapie aufgeführt. Wegen der gastrointestinalen Nebenwirkungen von NSAR, vor allem im oberen GI-Trakt, wird insbesondere bei Patienten ab 65 Jahren die Verwendung von Coxiben empfohlen, wie dies auch in der heute wieder rational geführten Diskussion mit Beachtung der Hypertension und der möglichen kardialen Auswirkung vertreten wird.
Für die intraartikuläre Applikation wird Hyaluronsäure befürwortet, für die es Studien gibt, die eine vergleichbare Wirkung wie bei oralen NSAR zeigen. Die intraartikuläre Glucokortikoidinjektion ist insbesondere bei Patienten mit akuten Kniebeschwerden und vermehrter synovialitischer Schwellung empfohlen. Tramadol als zentral wirkendes orales Analgetikum wird bei mäßigen bis schweren Schmerzen und Kontraindikationen für Coxibe oder traditionelle NSAR empfohlen. Bei auch dann anhaltenden Beschwerden werden stärkere Opioide angeraten, wobei auch auf die Empfehlungen der American Pain Society für chronische Schmerzen verwiesen wird.

Lässt sich keine Besserung durch die konservative Behandlung erreichen, so wird auf die operative Therapie verwiesen, wobei der Schwerpunkt auf Osteotomien und Gelenkersatz gelegt wird.

Als Forschungsfelder werden die Wirksamkeit von Glucosamin und Chondroitinsulfat sowie antioxidative Vitamine beschrieben. Ebenso wird das Feld der Disease-Modifying-Osteo-Arthritis-Drugs (DMOAD´s) beschrieben, desweiteren die knorpelrestaurierenden autologen Transplantationen.

EMPFEHLUNGEN DER EUROPEAN LEAGUE OF ARTHRITIS AND RHEUMATISM (EULAR)

2000 (Pendleton, 2000) legte die Arbeitsgruppe der EULAR die Empfehlungen für die Behandlung der Kniearthrose auf der Grundlage einer EBM-Analyse der bis Dezember 1998 erschienenen Literatur vor. Nach einer Literaturrecherche in der Medline- und Embase-Datenbank erfolgte ein Ranking der Therapieverfahren nach EBM-Kriterien und mittels Delphi-Methode wurde ein konsentierter Expertenvorschlag erarbeitet. Bei dieser Sichtung wurden mehr als 2 400 englische und 400 nicht-englische Publikationen bewertet. 744 Studien fassten Ergebnisse der Behandlung der Kniearthrose zusammen, 61 Studien wiesen quantitative Analysen auf, 11 Studien waren für Signifikanz-Analysen geeignet. Lediglich 5 Studien belegten eine Schmerzreduktion von mehr als 20 %.
Der weit überwiegende Teil der geprüften Interventionen in klinischen Studien bei Kniearthrose betraf die medikamentöse Behandlung, davon wiederum die Anwendung von NSAR. Auf der Grundlage dieser Analyse gab die Expertengruppe 10 Empfehlungen für die Arthrosebehandlung ab und formulierte 10 thesenhafte Vorschläge für weitere Forschungsarbeiten.

Für die aktualisierte Abfassung der EULAR Recommendations 2003 (Jordan, 2003) wurde die Literatur von Januar 1999 bis Februar 2002 ergänzt und für die zuvor nicht berücksichtigten Behandlungsverfahren eine bis 1966 zurückreichende Literaturanalyse vorgenommen. Damit wurden 497 zusätzliche Publikationen aufgenommen, von denen 103 Interventionsstudien waren. 33 verschiedene Behandlungsverfahren wurden identifiziert. In die Literatursuche flossen wiederum englischsprachige Beiträge und Publikationen in europäischen Sprachen ein. Für die Literaturauswertung wurde ein Kriterienkatalog mit 27 Fragen herangezogen. Es erfolgten entsprechende statistische Analysen des Behandlungseffektes.

Für die EBM-Klassifikation wurden die Vorgaben der United States Agency for Healthcarepolicy and Research angewendet. Der Grad der Empfehlung wurde mit A bis D eingestuft.

Strength of recommendation, EULAR, 2003	
Category	Directly based on:
A	**Category I** evidence
B	**Category II** evidence or extrapolated recommendation from category I evidence
C	**Category III** evidence or extrapolated recommendation from category I or II evidence
D	**Category IV** evidence or extrapolated recommendation from category II or III evidence

Die Bewertung erfolgte in der Expertengruppe nach festgelegtem Schema einer Fünf-Phasen-Delphi-Technik. Entsprechend ihrer Bedeutung wurden die Empfehlungen in 10 Punkte gereiht.

1. **Optimale Behandlung der Kniearthrose durch eine Kombination von nicht-pharmakologischen und pharmakologischen Maßnahmen.**
   Auch wenn es keine eindeutige Evidenz durch randomisierte klinische Studien für dieses Statement gibt, so wird es von der Expertengruppe als Prinzip der Behandlung der Arthrose angesehen, dass pharmakologische und nicht-pharmakologische Behandlungen miteinander kombiniert werden, um die Vorteile zu verbinden. Für die einzelnen Maßnahmen (Analgetika oder NSAR, Übungsprogramm, Krankengymnastik, Gewichtsreduktion, Erlernen von Verhaltensmaßnahmen und randerhöhten Einlagen) gibt es ausreichende Evidenz (Ib).

2. Zwecks Behandlung der Kniearthrose Berücksichtigung entsprechender

- kniebezogener Risikofaktoren (Übergewicht, ungünstige mechanische Faktoren, körperliche Aktivität)
- allgemeiner Risikofaktoren (Alter, Comorbidität, mehrfach Medikantenkombination)
- Schmerzintensität und Funktionseinschränkung
- Reizungszeichen – z. B. intraartikuläre Schwellung
- Lage und Ausmaß struktureller Schäden

Diese Feststellung zeigt klinische Marker auf, die für die Behandlung der Arthrose wichtig sind. Die Punkte treffen nicht generell für die Arthrose zu, sondern sind Hilfen für den spezifischen Fall. Eine Verbesserung dieser Faktoren lässt eine Schmerzlinderung und Funktionsverbesserung erwarten.

3. Nicht-pharmakologische Behandlungen der Kniearthrose sollten Patientenschulung, Übungen, Hilfsmittel (Stock, Beinlage, Kniebandage) und Gewichtsreduktion umfassen.

Es ist ein Anliegen, dass der Patient die Grundlagen der Erkrankung und die Behandlungsstrategie versteht. Mehrere große randomisierte klinische Studien und eine Metaanalyse belegen die Vorteile der Patientenschulung zur Schmerzreduktion und des Krankheitsverständnisses, allerdings mit wenig Auswirkungen auf die Kniefunktion. Es finden sich Belege bis hin zur Reduktion der Arztbesuche. Ebenso gibt es durch große randomisierte klinische Studien Belege, dass gelenkspezifische Übungsprogramme zur Schmerzreduktion und Funktionsverbesserung beitragen. Keine randomisierten Studien liegen für den Gebrauch von Gehstützen oder elastischen Bandagen vor, sehr wohl aber für Knieschienen und randerhöhte Einlagen. Zusammenfassend lässt sich für die Patientenschulen ein EBM-Grad von Ia, für Übungsprogramme von Ib, feststellen.

4. Paracetamol sollte als erstes Mittel für die orale Analgesie und bei Erfolg für die Langzeitbehandlung verwendet werden.

Dies ist eine typische anglo-amerikanische Empfehlung, während wir in Deutschland den rein analgetischen Effekt nachgeordnet betrachten. Zudem wird die Dosis von 4g/Tag ausgereizt und damit festgestellt, dass die Wirkung der von Ibuprofen mit 2400 mg/Tag analog ist. Es wird eine Evidenz von Ib für die vergleichbare Wirkung wie Ibuprofen und eine nur gering schwächere Wirkung als Naproxen angeführt und ebenso eine Evidenz Ib für die Sicherheit bei Langzeiteinnahme.

5. Topische Anwendung (NSAR, Capsaicin) sind klinisch wirksam und sicher.

Es zeigt sich eine Überlegenheit topischer NSAR in randomisierten klinischen Studien, die mit Ib bewertet wird.

6. NSAR bei Patienten, die auf Paracetamoltherapie resistent sind.

Bei Patienten mit erhöhtem gastrointestinalem Risiko werden traditionelle NSAR und Gastroprotektion empfohlen oder Coxibe. In Studien zeigt sich die Überlegenheit von NSAR gegenüber Paracetamol. Die verschiedenen Studiendaten werden ausführlich dargestellt. Der Evidenzgrad für die Überlegenheit von NSAR beträgt Ia.

7. **Opioide, mit oder ohne Paracetamol sind eine brauchbare Alternative bei Patienten, bei denen NSAR oder Coxibe kontraindiziert und unwirksam sind oder schlecht vertragen werden.**
Als Beispiel wird eine Studie aufgeführt, bei der Tramadol die Reduktion der Naproxendosis ermöglicht. Ansonsten wird konstatiert, dass es kaum direkte Evidenz gibt. Der Evidenzgrad wird mit Ib eingestuft.

8. **SYSADOA (Glucosaminsulfat, Chondroitinsulfat, ASU, Diazerein, Hyaluronsäure) haben symptomatische Effekte und sind möglicherweise strukturmodifizierend.**
In einer ausführlichen Darstellung der verschiedenen randomisiert kontrollierten Studien wird die Wirksamkeit, vor allem im Vergleich zu Placebo dargestellt. Für Hyaluronsäure wird gar ein strukturmodifizierender Effekt diskutiert. Zusammenfassend wird die Evidenz für Hyaluronsäure hinsichtlich der Schmerzreduktion mit Ib, für die funktionelle Verbesserung mit Ib und der symptomatische Effekt für Glucosaminsulfat mit Ia und Chondroitinsulfat mit Ia bewertet. Für die anderen Substanzen besteht allenfalls schwache oder keine Evidenz.

9. **Intraartikuläre Injektion langwirkender Kortikosteroide bei Knieschmerz, insbesondere bei Schwellung.**
Die untersuchten randomisiert kontrollierten Studien zeigen für die intraartikuläre Corticosteroidapplikation eine Evidenz von Ib, wenngleich die Verbesserung als kurzanhaltend bewertet wird.

10. **Gelenkersatz bei Patienten mit radiologischen Kniearthrosezeichen und therapieresistenter Schmerzsymptomatik und Funktionseinschränkung.**
Hierbei wird darauf abgestellt, dass die endoprothetische Versorgung ein bewährtes Verfahren ist, auch wenn nach EBM-Kriterien nur eine Einstufung gemäß Klasse III möglich ist, da keine kontrollierten randomisierten Studien als Vergleich zum nichtoperativen Vorgehen, nach Indikationsstellung zur Prothese, vorliegen.

Zusammenfassend betonen die Autoren, dass die Empfehlungen eine Hilfestellung für die Entscheidung des Arztes für den Einzelfall geben sollen. Es ist mit Absicht kein Ablaufdiagram für die Behandlung der Arthrose mit spezifischen Empfehlungen gegeben worden. Der Arzt soll aus den verschiedenen Behandlungsoptionen die individuelle Lösung generieren.

ERGÄNZENDE LITERATURDATEN

Im weiteren sind Publikationen sowohl zur Bewertung der EULAR-Empfehlungen, als auch weitere Studien nach EBM-Kriterien erschienen. Sarzi-Puttini et al. (2005) fassen zu einer Studie der symptomatischen Therapie der Arthrose durch Hausärzte einerseits und Rheumatologen und Orthopäden andererseits zusammen, dass vor allem Hausärzte schwerpunktmäßig die alleinige pharmakologische Therapie einsetzen, während Fachärzte vorwiegend pharmakologische und nicht-pharmakologische Maßnahmen kombinieren. Sie kommen zu dem Schluss, dass die Empfehlungen hinsichtlich des pharmakologischen Vorgehens grundsätzlich beachtet werden, wenngleich Magenschutz auch bei Coxiben verwendet wird und keine spezifischen Vorsichtsmaßnahmen bei Hypertonus und kardialen Problemen getroffen werden. Bei den nicht-pharmakologischen Behandlungsmaßnahmen finden nach Auffassung der Autoren die EBM-Einstufungen keine Berücksichtigung. Sie schließen daraus, dass sowohl für Hausärzte, als auch für Fachärzte Aufklärungsbedarf bei der Behandlung von Arthrosepatienten besteht.

Eine kanadische Studie, die in acht Städten 5 318 Verschreibungen von 249 Hausärzten während fünf Monaten analysiert (Rahme et al., 2005) kommt zu dem Ergebnis, dass deutliche Verbesserungen der Verschreibungen festzustellen sind, wenn gezielte Workshops und Unterweisungen stattfinden.

Eine Gruppe aus Ottawa (Brosseau et al., 2005) hat für die vereinfachte klinische Umsetzung und praktische Anwendung ein Übungsprogramm für Arthrose entwickelt. Aus 609 Publikationen zu Übungen bei Arthrose wurden 113 als relevant eingestuft und 26 randomisierte kontrollierte Studien und kontrollierte klinische Studien genutzt, um 16 Empfehlungen für eine gezielte Übungsbehandlung zur Muskelstärkung und generellen Verbesserung der Beweglichkeit, die damit auch zur Schmerztherapie und Funktionsverbesserung dienen.

Den gleichen Ansatz verfolgte die Gruppe von Roddy et al. (2005), die aus Datenbanken 910 Beiträge identifizierten, dabei 57 mit einem Interventionsprogramm bei Kniearthrose. In einem Delphi-Verfahren wurden 123 Vorschläge erarbeitet, die in 4 Runden auf 10 Vorschläge reduziert wurden. Diese 10 Vorschläge sind dazu gedacht, dass sie den Patienten von Hausärzten zum Eigentraining empfohlen werden.
Die Resonanz auf diesen sogenannten Move-Konsensus war enorm. Bijlsma und Dekker (2004) geben in ihrem Editorial eine richtungsweisend positive Beurteilung ab. Sie beschreiben den positiven Effekt der Motivation des Patienten und des gezielten Trainings. Darüber hinaus regen sie an, weitergehende Untersuchungen und Prüfungen zu Verhaltensmaßnahmen und Funktionsgewinn durch ein Übungsprogramm anzustellen.

Richards et al. (2005) haben in einer randomisierten Studie verschiedene Knieorthesen mit und ohne Valguseffekt bei medialer Kompartmentarthrose geprüft und hierbei statistisch signifikante Verbesserungen hinsichtlich Schmerz, Funktion und Belastungsverteilung ermittelt. Sie kommen zum Ergebnis, dass beide Typen der Knieorthesen eine Verbesserung bringen, die Valgusorthese zeigte jedoch eine deutliche Einschränkung der Flektion in der Schwungphase. Die Autoren kommen zu dem Ergebnis, dass die Orthesenversorgung eine Verbesserung gegenüber dem vorherigen Zustand darstellt.

Eine ausführliche Cochrane-Bewertung zu Knieorthesen und -einlagen (Brouwer et al., 2006) kommt zum Ergebnis, dass eine gezielte Knieschiene 6 Monate postoperativ eine deutliche Verbesserung gegenüber einer Neoprenbandage zeigt, die wiederum günstiger abschneidet als die Kontrollgruppe. Bei Einlagen zeigte sich, dass die Zahl der Tage ohne NSAR-Medikation statistisch signifikant geringer war, wenn eine laterale Randerhöhung vorlag.
Die Autoren schlussfolgern, dass es eine begrenzte Evidenz gibt, die den zusätzlichen positiven Effekt einer Knieorthese, auch bei medikamentöser Therapie gibt. Die gezielte Knieorthe-

se war effektiver als die Neoprenbandage. Für die Einlage mit lateraler Erhöhung konnte klar festgestellt werden, dass diese eine Verminderung der NSAR-Medikation möglich machte.

Huang et al. (2005) präsentieren vorläufige Ergebnisse einer multimodalen Therapie bei Gonarthrose. Bei 140 Patienten mit bilateraler Gonarthrose haben sie in einer randomisierten Zuteilung in 4 Gruppen bei 3 Gruppen zusätzliche Therapien kombiniert. Gruppe 1 wurde isokinetisch trainiert, Gruppe 2 erhielt zusätzlich eine Ultraschallbehandlung der periartikulären Regionen und Gruppe 3 fünfmal im Wochenabstand Hyaluronsäure (360 000 Dalton). Gruppe 4 diente als Kontrollgruppe. Es zeigte sich, dass Gruppe 1 bis 3 eine deutliche Muskelkräftigung erreichte und eine signifikante Schmerzreduktion und Funktionsverbesserung mit Nachuntersuchung bis zu einem Jahr postoperativ. Gruppe 3 zeigte die größte Verbesserung bei der Gehgeschwindigkeit und dem Funktionsgewinn, ebenso wie die größte muskuläre Verbesserung.

ABSCHLIESSENDE BEWERTUNG

Es besteht Konsens, dass die verschiedenen Empfehlungen auf keinen Fall verbindlich sind, sondern einen Behandlungskorridor öffnen. Der Wirksamkeitsbeleg der verschiedenen Therapiemaßnahmen ist wichtige Voraussetzung für deren Einsatz im Gesamtbehandlungskonzept, das immer multimodal aufgebaut sein wird und entsprechend der individuellen Beschwerdesymptomatik und dem Ausmaß der Gonarthrose zusammengestellt werden muss. Insbesondere die Kombination unterschiedlicher Maßnahmen, wie sie immer gängige Praxis bei der Gonarthrosetherapie sein muss, bedarf der weiteren Untersuchung. Die Einbeziehung des Patienten und dessen Compliance ist ein Schlüssel zum Erfolg. Mit Verhaltensmaßnahmen und gezielten Übungen muss der Patient lernen, mit der Arthrose zu leben und ein schmerzreduziertes, funktionsverbessertes Intervall zu erreichen und möglichst lange zu behalten. Nur so können weitergehende, invasive Maßnahmen hinausgeschoben werden. Ist die Schmerzbesserung nur gering und die Funktionseinschränkung limitierend für die Aktivität des Patienten, müssen operative Maßnahmen erwogen werden. Bei einer anhaltenden, konservativ und durch arthroskopische und andere gelenkerhaltende Maßnahmen nicht zu bessernden ausgeprägten Beschwerdesymptomatik ist die Endoprothese mit der Wiederherstellung der schmerzfreien Belastbarkeit und Beweglichkeit ein Segen.

LITERATUR

1. American College of Rheumatology subcommittee on osteoarthritis
Recommendations for the medical management of Osteoarthritis of the hip and knee
Arthritis Rheum 2000; 43: 1905-1915

2. Bijlsma JW, Dekker J
Editorial: A step forward for exercise in the management of osteoarthritis
Rheumatology 2004; 44: 5-6

3. Bjordal JM, Bogen B, Lopes-Martins RA, Klovning A
Can Cochrane Reviews in controversial areas be biased? A sensitivity analysis based on the protocol of a Systematic Cochrane Review on low-level laser therapy in osteoarthritis.
Photomed Laser Surg 2005; 23: 451-452

4. Brosseau L, Wells GA, Tugwell P, Egan M, Dubouloz CJ, Casimiro L, Robinson VA, Pelland L, McGowan J, Judd M, Milne S
Ottawa Panel Evidence-Based Clinical Practice Guide-

lines for Therapeutic Exercises and Manual Therapy in the Management of Osteoarthritis
Physical Therapy 2005; 85: 907-910

5. Brouwer RW, Jakma TSC, Verhagen AP, Verhaar JAN, Bierma-Zeinstra SMA
The Cochrane Collaboration
The Cochrane Library 2006, Issue 1

6. Deutsche Gesellschaft für Medizinrecht
Einbecker-Empfehlung 2005

7. Leitlinien der Deutschen Gesellschaft für Orthopädie und Orthopädische Chirurgie und des Berufsverbandes der Ärzte für Orthopädie
Dt. Ärzte-Verlag, 2. Auflage, Köln 2002
www.dgooc.de, www.bvonet.de

8. Hochberg MC, Altman RD, Brandt KD, Clark BM, Dieppe PA, Griffin MR
Guidelines for the medical management of osteoarthritis. Part II. Osteoarthritis of the knee.
Arthritis Rheum 1995; 38: 1541-1546

9. Huang MH, Rei-Cheng Y, Chia-Ling L, Tien-Wen C, Ming-Cheng W
Preliminary Results of Integrated Therapy for Patients with Knee Osteoarthritis
Arthritis & Rheumatism 2005; 15: 812-820

10. Jordan KM, Arden NK, Doherty M, Bannwarth B, Bijlsma JWJ, Dieppe P, Gunther K, Hauselmann H, Herrero-Beaumont G, Kaklamanis P, Lohmander S, Leeb B, Lequesne M, Mazieres B, Martin-Mola E, Pavelka K, Pendleton a, Punzi L, Serni U, Swoboda B, Verbruggen G, Zimmerman-Gorska I, Dougados M
EULAR Recommendations 2003: an evidence based approach to the management of knee osteoarthritis: Report of a Task Force of the Standing Committee for International Clinical Studies Including Therapeutic Trials (ESCISIT).
Ann Rheum Dis 2003; 20: 1-13

11. Pendleton A, Arden N, Dougados M, Doherty M, Bannwarth B, Bijlsma JW
EULAR recommendations for the management of knee osteoarthritis: report of a task force of the Standing Committee for International Clinical Studies Including Therapeutic trials (ESCISIT).
Ann Rheum Dis 2000; 59: 936-944

12. Rahme E, Choquette D, Beaulieu M, Bessette L, Jospeh L, Toubouti Y, LeLorier J
Impact of a general practitioner educational intervention on osteoarthritis treatment in an elderly population
Am J Med 2005; 11: 1262-1270

13. Richards JD, Sanchez-Ballester J, Jones RK, Darke N, Livingstone BN
A comparison of knee braces during walking for the treatment of osteoarthritis of the medical compartment of the knee
J Bone Joint Surg 2005; 87 B: 937-939

14. Roddy E, Doherty M
Guidelines for management of osteoarthritis published by the American College of Rheumatology and the European League Against Rheumatism: why are they so different?
Rheum Dis Clin North Am 2003; 29: 717-731

15. Roddy E, Zhang W, Doherty M, Arden NK, Barlow J, Birrell F, Carr A, Chakravarty K, Dickson J, Hay E, Hosie G, Hurley M, Jordan KM, McCarthy C, McMurdo M, Mockett S, O'Reilly S, Peat G, Pendleton A, Richards S
Evidence-based recommendations for the role of exercise in the management of osteoarthritis of the hip or knee the MOVE consensus
Rheumatology (Oxford) 2005; 44: 67-73

16. Sackett DL, Rosenberg WM, Gray JA, Haynes RB, Richardson WS
Evidence based medicine: What it is and what it isn't
BMJ 1996; 312: 71-72

17. Sarzi-Puttini P, Cimmino MA, Scarpa R, Caporali R, Parazzini F, Zaninelli A, Atzeni F, Marcolongo R
Do physicians treat symptomatic osteoarthritis patients properly? Results of the AMICA experience
Semin Arthritis Rheum 2005; 35: 38-42

18. Tingart M, Bäthis H, Perlick L, Lerch K, Grifka J
Evidenz-basierte Medizin, Prinzipien, Ziele, klinische Notwendigkeit
Medizinische Orthopädische Technik 2003; 123: 7-13

Nicht-medikamentöse konservative Therapie der Arthrose

THOMAS KAUSCH

Die nicht-medikamentöse Behandlung der Symptome der Arthrose stellt die Basis der Arthrosebehandlung dar und begleitet eine Patientenkarriere über alle Stadien hinweg. Sie umfasst ein weites Spektrum verschiedenster Anwendungen, auch Patientenschulungsprogramme und orthopädietechnische Versorgungen.

Nicht-medikamentöse konservative Therapiemaßnahmen der Arthrose haben eine historisch empirisch gewachsene Bedeutung. Empfehlungen in diesem Bereich beruhen häufig weitgehend auf Erfahrungswerten und weniger auf hochvaliden wissenschaftlichen Studien (24, 48).

Im Folgenden soll deshalb ein Überblick über Therapiemaßnahmen im nicht-medikamentösen Bereich gegeben und diese unter dem Gesichtspunkt der bestehenden Evidenz beurteilt werden. Dabei soll keineswegs der Nutzen bewährter Behandlungsmaßnahmen ohne derzeit ausreichenden wissenschaftlichen Beleg vollständig in Frage gestellt werden. Vielmehr soll durch eine entsprechende Übersicht die derzeitige Wissensbasis objektiviert sowie die Anregung zu weiteren evidenzbasierten Studien gegeben werden.

Folgende Therapiemaßnahmen werden eingesetzt:
- Krankengymnastik
- Sport- und Bewegungstherapie
- Kälte- und Wärmetherapie
- Elektrotherapie
- Patientenschulungsprogramme
- Orthopädietechnik einschließlich Orthopädieschuhtechnik
- Balneotherapie
- Akupunktur
- Alternative Verfahren (Bachblütentherapie, Eigenbluttherapie, Vitamine, Nahrungsergänzungsstoffe)

KRANKENGYMNASTIK / SPORT- UND BEWEGUNGSTHERAPIE

Die Qualität des Gelenkknorpels ist abhängig von einem physiologischen Gleichgewicht zwischen Belastung und Entlastung mit intermittierender Kompression durch regelmäßige Gelenkbewegung. Der Gelenkknorpel wird ohne adäquate physiologische Belastung zügig typische Degenerationserscheinungen mit vermindertem Proteoglykangehalt bei verminderter Synthese sowie einer deutlichen Zunahme des Wassergehaltes aufweisen. Dies führt zu einer Verschlechterung der biomechanischen Eigenschaften.

Andererseits ergeben sich bei Überlastung des Gelenkknorpels (Übergewicht, übermäßige sportliche oder berufliche Aktivität), insbesondere bei Vorschädigung des Gelenkes, ebenfalls fortschreitende degenerative Veränderungen.
Die Grenze zwischen physiologisch erwünschter Belastung und Überlastung ist individuell nur schwer vorherzusagen und objektiv zu definieren.

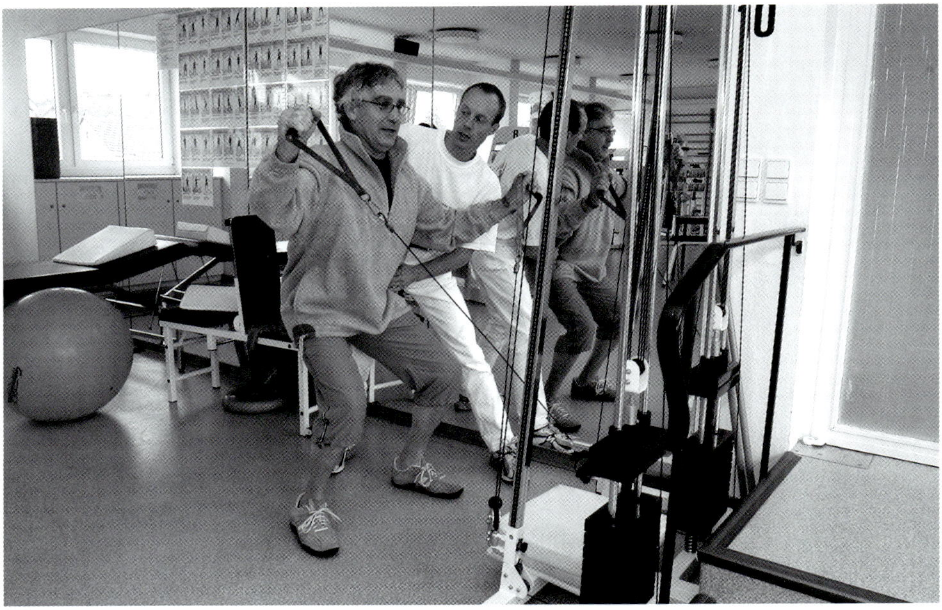

Ein therapeutisch günstiger Effekt von krankengymnastischer Übungsbehandlung oder Sport- und Bewegungstherapie zur Behandlung einer bereits vorhandenen Arthrose ist somit empirisch und aufgrund der physiologischen Grundlage nachvollziehbar. Evidenzbasierte Studien zu Effekten der Bewegungstherapie am Gelenkknorpel liegen jedoch nur in geringem Umfang vor.
Normales oder auch forciertes Gehen (Walking) ist ausreichend untersucht und kann in Verbindung mit einem Schulungsprogramm die Gangcharakteristika und die Kniegelenksfunktion verbessern, ohne arthrotische Prozesse zu aktivieren (43).

Die Kraftminderung (z. B. des Musculus quadriceps) ist bei der Kniegelenkarthrose häufig verbunden mit Fähigkeitsstörungen; hier kann ein gezieltes sport- und bewegungstherapeutisches Übungsprogramm zu einer Besserung führen (34).

Das Kniegelenk bedarf zur funktionellen Stabilisierung einer adäquaten Muskulatur sowohl im Quadriceps- als auch im Ischiocruralbereich.
Die Muskulatur erfüllt auch Funktionen in der Stoßdämpfung und der Sensomotorik. Klinisch

inapparente Arthrosen des Kniegelenkes weisen häufig eine Quadricepsschwäche auf. Dieses Symptom kann ein klinisches Frühzeichen der Gonarthrose sein.

Der positive Effekt von Übungsbehandlungen für den Musculus quadriceps zur mittelfristigen Funktionsverbesserung und Schmerzreduktion ist nachgewiesen (16). Auch die Beugemuskulatur des Kniegelenkes sollte bei Arthrosepatienten im Trainingsprogramm berücksichtigt werden (17, 31).

Ein Übungsprogramm mit forciertem Gehen oder im Bewegungsbad war konventionellen Behandlungsprogrammen mit physikalischer Therapie deutlich überlegen (36) und führte zu einer Verbesserung der Schmerzsituation sowie der Gehleistung. Auch eine Reduktion des Medikamentenverbrauches sowie funktioneller Einschränkungen war festzustellen (25).

Eine große Multicenterstudie zeigte die Unterlegenheit eines reinen Patientenschulungsprogramms inklusive medikamentöser Behandlung gegenüber zusätzlicher Anwendungen eines Übungsprogramms (13).
In einer randomisierten Studie konnte eine signifikante Schmerzreduktion und Funktionsverbesserung sowohl bei Cox- als auch bei Gonarthrosen festgestellt werden. Eine Reduktion des Medikamentenverbrauches war in dieser Studie nicht zu erreichen (51).

Häusliche Übungsprogramme sind in Studien zur Schmerzreduktion und Funktionsverbesserung (in Abhängigkeit von der Patientencompliance) geeignet. So konnte bei 198 Personen über einen Zeitraum von 6 bzw. 15 Monaten (bei einer Compliance von 60 bis 70 %) ein deutlich positiver Effekt hinsichtlich Schmerz- und Funktionsstörung erreicht werden (39). Diese Effekte sind auch für ein isokinetisches Krafttraining hinsichtlich Schmerzreduktion und Änderung der Schmerzqualität sowie Kraftzunahme mit verbessertem Agonistenanteil/Agonistenspiel dokumentiert (20).

Bei Arthrosepatienten mit konsequent durchgeführtem Übungsprogramm zeigen sich während der Übungsphase gehäuft Gelenkschwellungen. Dem steht eine deutliche Schmerzverbesserung, eine Erhöhung der Gehgeschwindigkeit und der Quadricepskraft gegenüber (46). Eine konsequente, supervidierte krankengymnastische Übungsbehandlung demonstrierte nach 4 und 8 Wochen eine deutliche Überlegenheit gegenüber einer Placebogruppe bezüglich Gehstrecke und WOMAC-Score. Die Anzahl durchgeführter alloarthroplastischer Eingriffe war gegenüber der Kontrollgruppe deutlich vermindert (11).

Eine Vielzahl verschiedenster krankengymnastischer Techniken (wie z. B. funktionelle Bewegungslehre nach Klein-Vogelbach, manuelle Therapie, PNF, E-Technik nach Hanke, Brüggertherapie, Sport- und Bewegungstherapie trocken oder im Wasser, Entspannungsverfahren) zeigten statistisch keine signifikante Überlegenheit gegenüber einer konventionellen krankengymnastischen Übungsbehandlung (24).

Eine unkritische eigentätige Behandlung kann zu schädlichen Belastungen führen, wenn im Rahmen der Arthrose Bandinstabilitäten oder ein gelockerter Bandapparat, ein Gelenkerguss und ein Malalignment mit Fehlstellungen vorliegen. Deshalb sind ergänzende oder im Rah-

men von krankengymnastischen Übungsbehandlung durchgeführte Patientenschulungen von Bedeutung (37).
Die Datenlage zur Anwendung passiver Mobilisationsbehandlungen wie z. B. der Continuous Passive Motion (CPM) ist nicht eindeutig. Es gibt aber Hinweise auf eine Verbesserung der Schmerzsituation und der Gehgeschwindigkeit (47).

Unter evidenzbasierten Gesichtspunkten ist die Wirksamkeit einer krankengymnastischen Übungsbehandlung und Bewegungstherapie bei Patienten mit Gonarthrose nachgewiesen. Entsprechende Übungsprogramme sind aufgrund der wissenschaftlichen Datenlage zu empfehlen (18, 26).

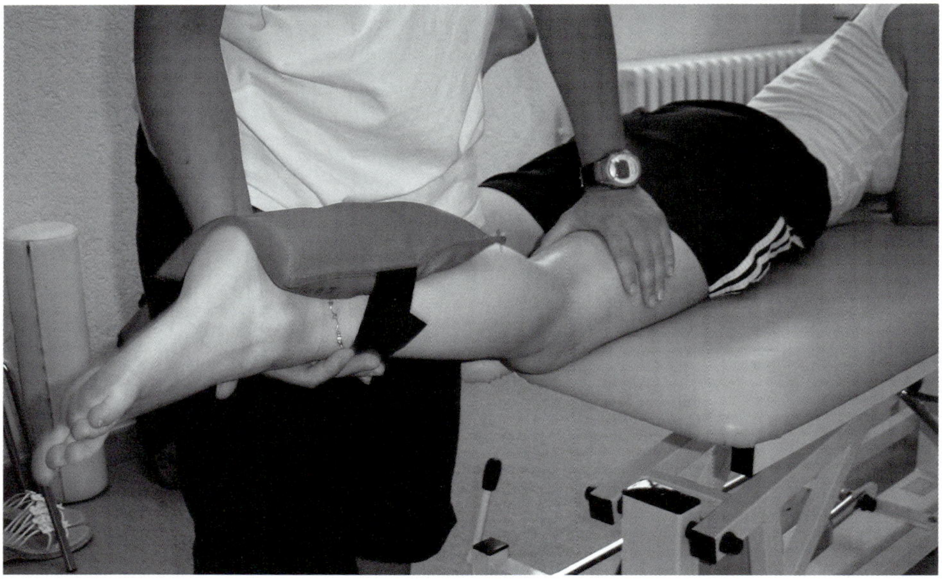

Auch ein jüngst publiziertes Cochrane-Review (7) konnte für verschiedene Behandlungsintensitäten eine hohe Effektivität bezüglich der Verbesserung des funktionellen Status, des Ganges, der Schmerzen sowie der aeroben Kapazität nachweisen. Allerdings wird angemerkt, dass weitere Studien und insbesondere höhere Patientenzahlen erforderlich sind, um die ermittelten Resultate zu bestätigen.

KÄLTE- UND WÄRMETHERAPIE

In einem aktuellen Cochrane-Review zur Thermotherapie (6) wurde die Effektivität bei Gonarthrose untersucht und die Sicherheit entsprechender Behandlungsmaßnahmen bewertet. Es konnten hierbei drei randomisierte Studien mit insgesamt 179 Patienten ausgewertet werden.

Einen besonders positiven Effekt ergab hierbei die Kältetherapie, welche sowohl eine Verbesserung der Beweglichkeit, der allgemeinen Funktion und der Kniekraft bewirkte. Zudem wurde eine Abnahme der Kniegelenksschwellung erreicht.
Bei Wärmeanwendungen ergab sich kein signifikanter Unterschied gegenüber Placebobehandlungen.
Eispackungen konnten den Schmerz nicht signifikant beeinflussen. Dass weitere standardisierte Untersuchungen mit adäquater Patientenanzahl erforderlich sind, wird ausdrücklich formuliert.
Die Wirkung einer Kältetherapie soll eine deutliche Abhängigkeit von der Behandlungsdauer haben, es wird eine Einwirkzeit von mindestens 20 Minuten für erforderlich gehalten (40).
Es liegen Hinweise vor, dass die Schmerzreduktion durch Kältetherapie bei Kaltluftanwendungen einer Therapie mit Eispacks überlegen ist (41).
Möglicherweise sind auch Beweglichkeitsverbesserungen auf die symptomatische Schmerztherapie zurückzuführen.
Kälteanwendungen sind zwar grundsätzlich nebenwirkungsarm, Kontraindikationen bestehen jedoch bei Sensibilitätsstörungen oder arterieller Verschlusskrankheit sowie einem Raynaud-Phänomen, bei trophischer Störung oder Kälteagglutininkrankheit. Bei Nieren- und Blasenaffektionen ist Zurückhaltung angebracht.

Die intraartikuläre Temperatur kann sowohl durch Kälte- als auch Wärmeanwendung beeinflusst werden. Im Bereich der Hände ist z. B. eine Temperaturerhöhung im Gewebe aber auch intraartikulär um 4 bis 9 Grad erreichbar (4, 32).

Durch die Wärmebehandlung kommt es zu einer verbesserten Dehnbarkeit des Bindegewebes. Dies lässt sich in Kombination mit anderen Behandlungstechniken positiv nutzen. Eine Wärmetherapie kann möglicherweise eine Verbesserung der viscoelastischen Eigenschaften der Synovialflüssigkeit herbeiführen.

Die Ultraschallbehandlung wird der Wärmetherapie zugeordnet. Sie wird zur Behandlung arthrosebegleitender periartikulärer Weichteilprobleme empfohlen (14). Eine umfangreiche Metaanalyse mit 22 randomisierten Studien seit 1950 erbrachte keinen eindeutigen therapeutischen Effekt durch Ultraschalltherapie (19). Bei zusätzlichem Einsatz von Ultraschall im Rahmen einer Übungsbehandlung ließ sich durch die zusätzliche Applikation keine Verbesserung hinsichtlich Schmerz, Beweglichkeit und Gehgeschwindigkeit erreichen (14). Diese Ergebnisse werden durch eine aktuelle Cochrane-Analyse bestätigt (45).

Für die Wärmetherapie wird eine geringe Nebenwirkungsrate angegeben. Bei älteren Patienten muss im Bereich der unteren Extremitäten die Gefahr einer wärmebedingten Verlangsamung des venösen Blutstromes und damit erhöhte Thrombosegefahr berücksichtigt werden. Durch externe Wärmezufuhr wird das kardio-pulmonale System vermehrt belastet.

ELEKTROTHERAPIE

Elektroanwendungen zur Arthrosebehandlung werden in Form von galvanischem Strom zur Hyperämisierung und Analgesie, aber auch als konstanter galvanischer Gleichstrom als Iontophorese eingesetzt. Die Iontophorese soll den transkutanen Transport applizierter Wirkstoffe erleichtern. Metaanalysen der verschiedenen elektrotherapeutisch angewandten Verfahren zeigen, dass deren Wirksamkeit bisher als noch nicht bewiesen eingeschätzt werden müssen (1, 44). Experimentelle Hinweise auf einen günstigen Einfluss bezüglich der Heilung von Knorpeldefekten (2, 3) sowie hinsichtlich der Knorpelregeneration (21) liegen vor.

Eine jüngst publizierte Cochrane-Analyse, die drei Studien zusammenfasst, zeigt eine geringe bis moderate Wirksamkeit im Vergleich zu Placebo (22).
Für die der Wärmebehandlung zuzuordnende Hochfrequenztherapie als Ergänzung zur Übungsbehandlung stehen aussagefähige, umfangreiche Bewertungen ebenfalls noch aus (14).

Eine aktuelle Cochrane-Analyse zeigt für die transkutane elektrische Nervenstimulation (TENS) und die akupunkturartige TENS-Behandlung gegenüber Placebo bezüglich der Schmerzreduktion eine überlegene Wirksamkeit. Die in die Analyse einbezogenen Studien zeigten allerdings eine ausgeprägte Heterogenität mit sehr unterschiedlichen Studiendesigns und nicht gut vergleichbaren Ergebnissen. Eine weitere Standardisierung wird hier ausdrücklich gewünscht (42).

PATIENTENSCHULUNG

Die hohe Effektivität eines Schulungsprogrammes bei Arthrosepatienten ist durch verschiedene Studien belegt (33, 55), insbesondere lassen sich Schmerz und Lebensqualität positiv beeinflussen und auch die Anzahl der Arztbesuche reduzieren (29, 30). Bereits einfachste Interventionen mit regelmäßigen Telefonkontakten durch entsprechendes Personal zeigten eine Verbesserung der funktionellen Fähigkeiten und der Schmerzsituation (56).

Eine Gewichtsreduktion führt nicht unbedingt zu einer Abnahme der Arthroseprogression. Aber durch eine Gewichtsreduktion von 5 kg ist eine Reduktion symptomatischer Gonarthrosen zu erreichen (15).

ORTHOPÄDIETECHNIK UND ORTHOPÄDIESCHUHTECHNIK

Eine aktuelle Cochrane-Studie belegt den ergänzenden positiven Effekt von Orthesen bei Gonarthrosen. Es zeigt sich eine höhere Wirksamkeit der Knieschienen im Vergleich zu Bandagen. Durch eine Schuhaußenranderhöhung konnte eine Reduktion der Schmerzmedikation und eine höhere Patientencompliance erreicht werden (8). Die Verwendung von Unterarmgehstützen oder Stöcken wird bei Coxarthrose empfohlen (5).

Durch dämpfende Einlagen oder Schuhwerk ist eine zusätzliche Gelenkentlastung möglich (27). Stoßabsorbierende, visko-elastische Einlagen tragen zur Symptomreduktion bei Erkrankungen der unteren Extremität, aber auch der Lendenwirbelsäule bei (54).

Schon nach relativ kurzer Zeit (innerhalb von 3 bis 7 Tagen) soll eine Schmerzerleichterung bei guter Reaktion auf Schuh- oder Einlagenversorgung auftreten (23).

AKUPUNKTUR

Positive Effekte von Akupunkturbehandlungen, insbesondere auf den Arthroseschmerz, aber auch auf die funktionellen Ergebnisse sind in verschiedenen Übersichtsartikeln berichtet worden, zuletzt in einer umfangreichen Studie im Deutschen Ärzteblatt (35). Auch die Wirtschaftlichkeit wird positiv bewertet (57).

Es finden sich keine signifikanten Unterschiede zwischen einer Verum- und einer „Schein"-Akupunktur. Die Anwendung einer „Schein"-Akupunktur wird wissenschaftlich kontrovers diskutiert (53), da auch außerhalb klassischer Akupunkturpunkte offensichtlich analgetische Effekte auslösbar sind. Ob die gefundenen Effekte der Akupunktur oder einem Placebo-Effekt zuzurechnen sind, ist wissenschaftlich nicht eindeutig geklärt (24). Die Wirksamkeit ist häufig nur kurzfristig und hält nicht unbedingt mittel- oder langfristig an (9).

BALNEOTHERAPIE UND ANDERE VERFAHREN

Zur anhaltenden Wirksamkeit balneo-therapeutischer Verfahren finden sich nur wenige randomisierte Studien. In einer Studie an 188 Patienten mit arthrotischen Veränderungen an Lendenwirbelsäule, Hüfte oder Knie konnte eine deutliche Verbesserung hinsichtlich Schmerz, funktionellen Einschränkungen, Lebensqualität und Medikamentenverbrauch über einen Zeitraum von 24 Wochen erreicht werden (38).

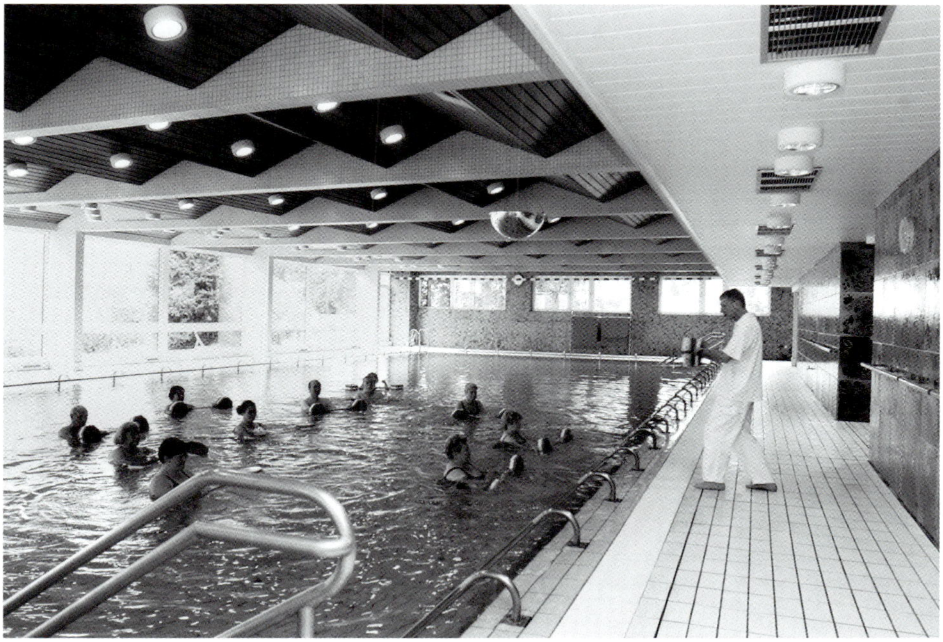

Eine systematische Übersicht über randomisierte Studien zur Kurbehandlung kommt zu dem Ergebnis, dass der Nutzen zusammenfassend noch nicht sicher beurteilt werden kann (12). Regelmäßig wird hierbei die mindere methodische Qualität der Studien angeführt, insbesondere zuletzt in einer Cochrane-Analyse (52).

Alternative Therapieverfahren, wie die pulsierenden elektromagnetischen Felder (Cochrane-Analyse) führen zu Verbesserungen hinsichtlich Schmerz, Funktion und Morgensteifigkeit (49, 50, 58). Nach einem Monat sind diese positiven Effekte allerdings nicht mehr nachweisbar. Das Signifikanzniveau wird als relativ niedrig eingeschätzt (24).
In vitro-Untersuchungen zeigen eine Reduktion der Proteoglykandegradation (28). Die Datenlage ist uneinheitlich, eine allgemein gültige, wissenschaftlich fundierte Empfehlung zum Einsatz von pulsierenden elektromagnetischen Feldern kann nicht gegeben werden (10).

Für zahlreiche weitere Therapieverfahren aus dem alternativen Bereich wie der Behandlung mit Bachblüten, Eigenblut, Vitaminen und Nahrungsergänzungsstoffen fehlen derzeit wissenschaftlich gesicherte Erkenntnisse. Eine abschließende Beurteilung ist aus diesem Grunde nicht möglich. Dies gilt auch für Verfahren wie die hyperbare Sauerstofftherapie, die selbst von der Internationalen Fachgesellschaft für Überdruck- und Tauchmedizin nicht als Indikation zur Behandlung der Arthrose angesehen wird (48).

ZUSAMMENFASSUNG

Krankengymnastische und sport- sowie bewegungstherapeutische Verfahren sind aufgrund der umfangreichen Studienlage auch unter Evidenzgesichtspunkten gesicherte Therapieoptionen bei der Arthrose. Ergänzend sind es Patientenschulungsprogramme, die letztlich auch auf die Eigentherapie der Patienten zielen, die eine hohe Evidenz der Wirksamkeit aufweisen.
Therapieverfahren wie Kälte- und Wärmetherapie, Elektrotherapie sowie orthopädietechnische Methoden, ggf. auch Akupunktur und TENS sind geeignet, die Symptome der Arthrose – Schmerz und Funktionseinschränkung – wirksam zu behandeln.

LITERATUR

1. Aubin M., Marks R. (1995) The efficacy of short-term treatment with electrical nerve stimulation for osteoarthritic knee pain. Physiotherapy 81: 669-675

2. Baker B., Becker RO., Spadaro JA. (1974) A study of electrochemical enhancement or articular cartilage repair. Clin Orthp 102: 251-267

3. Baker B., Spadaro JA., Becker RO (1974) Electrical stimulation of articular cartilage. Ann NY Acad Sci 238: 491-499

4. Borrell RM., Henley EJ., Masley D., Parker R., Repinecz M. (1980) Comparison of in vivo temperatures produced by hydrotherapy. Phys Ther 60: 1273-1276

5. Brand RA, Crowningfield RD. (1990) The effect of cane use on hip content force. Clin Orthop 147: 181-184

6. Brosseau L., Judd MG., Marchand S., Robinson VA., Tugwell P., Wells G., Jonge K. (2003). Thermotherapy for treatment of osteoarthritis. The Cochrane Database of systematic Reviews, Issue 4 Art. No.: CD004522

7. Brosseau L., McLeag L., Robinson VA., Tugwell P., Wells G (2006). Intensity of exercise for the treatment of osteoarthritis. The Cochrane Database of systematic Reviews, Issue 2. Art. No.: CS004259

8. Brouwer RW., Jakma TSC, Verhagen AP., Verhaar JAN., Bierma-Zeinstra SMA (2006) Braces and orthoses

for treating oseoarthrosis of the knee. The Cochrane Database of systematic Reviews, Issue 1. Art.No.: CD 004020

9. Bulow HH., Christensen BV., Wilbek H., Juhl IU., Dreijer NC., Rasmussen HF (1992) Predictive value of subjective and objective evaluation before acupuncture treatment. Am J Chin Med 20: 17-23

10. Creamer P., Flores R., Hochberg MC. (1998) Mangagement of osteoarthritis in older adults. Clin Geriatr Med 14: 435-454

11. Deyle GD., Henderson NE., Matekel RL., Ryder MG., Garber MB., Allison SC (2000) Effectiveness of manual physical therapy and exercise in osteoarthritis of the knee. Ann Intern Med 132: 173-181

12. Ernst E., Pittler MH. (1998) Wie effektiv ist die Kur? Eine systematische Übersicht randomisierter Studien. DMW 123: 273-277

13. Ettinger WH, Burns R., Messier SP et al. (1997) A randomized trial comparing aerobic exercise and resistance exercise with a health education program in older adults with knee osteoarthritis. JAMA 277: 25-31

14. Falconer J., Hayes KW., Chang RW (1992) Effect of ultrasound on mobility in osteoarthritis of the knee. Arthritis Care Res 5: 29-35

15. Felson DT., Anderson JJ., Naimark A., Walker AM., Meenan RF (1988) Obesity and knee osteoarthritis. The Framingham Study. Ann Intern Med 109: 18-24

16. Fisher NM, Gresham GE, Abrams M., Hicks J., Horrigan D., Pendergast DR (1993). Quantitative effects of physical therapy on muscular and functional performance in subjects with osteoarthritis of the knee. Arch Phys Med Rehabil 74: 840-847

17. Fisher NM, White SC, Yack HJ, Smolinski RJ, Pendergast DR (1997) Muscle function and gait in patients with knee ostheoarthritis before and after muscle rehabilitation. Disabil Rehabil 19: 47-55

18. Fransen M., McConnell S., Bell M. (2001) Exercise for osteoarthritis of the hip or knee. The Cochrane Database of systematic Reviews, Issue 2. Art.No.: CD 004376

19. Gam AN., Johannsen F. (1995) Ultrasound therapy in musculoskeletal disorders: a meta-analysis. Pain 63: 85-91

20. Horstmann T., Mayer F., Heitkamp HC., Merk J., Axmann D., Bork H. (2000)Individuelles isokinetisches Krafttraining bei Patienten mit Gonarthrose. Z Rheumatol 59: 93-100

21. Huang MH., Ding HJ., Huang YF., Yang RC. (1997) Effects on sonication on articular cartilage in experimental osteoarthritis. J Rheumatol 24: 1978-1984

22. Hulme JM., Judd MG., Robinson VA., Tugwell P., Wells G., de Brie RA (2006) Electromagnetic fields for the treatment of osteoarthritis. The Cochrane Database of systematic Reviews, Issue 1. Art.No.: CD 003523

23. Keating EM., Faris PM., Ritter MA., Kane J. (1993) Use of lateral heel and sole wedges in the treatment of medial osteoarthritis of the knee. Orthop. Rev 1993: 921-924

24. Kladny B., Beyer WF (2001) Conservative nonpharmalogical treatment of arthrosis, Orthopäde 30: 848-855

25. Kovar PA, Allegrante JP., MacKenzie CR, Peterson MG, Gutin B., Charlson ME (1992) Supervised fitness walking in patients with osteoarthritis of the knee. Ann Intern Med 116: 529-534

26. Lane NE., Thompson JM (1997) Management of osteoarthritis in the primary-care setting: an evidence-based approach to treatment. Am J Med 103: 25-30

27. Light LH., McLellan GF., Klenerman L. (1980) Skeletal transients on heel strike in normal walking with different footwear. J Biomech 13: 477-480

28. Liu H., Abbott J., Bee JH. (1996) Pulsed electromagnetic fields… Osteoarthritis Cartilage 4: 63-76

29. Lorig K., Lubeck D., Seleznick M., Holman HR. (1985) Outcomes of self-help education for patients with arthritis. Arthritis Rheum 28: 680-685

30. Lorig KR., Holman HR (1993) Arthritis self management studies: A 12year review. Health Educ Q 20: 17-28

31. Madsen OR, Brot C., Petersen MM., Sorensen OH (1997) Body composition and muscle strength in women scheduled for a knee or hip replacement: a comparative study of 2 groups of osteoarthritic women. Clin Rheum 16: 39-44

32. Mainardi CL., Walter JM., Siegel PK. et al (1979) Rheumatoid arthritis: failure of daily heat to affect its progression. Arch Phys Med Rehabil 60: 390-393

33. Mazzuca SA., Brandt KD., Katz BP., Chambers M., Byrd D., Hanna M. (1997) Effects of self-care education on the health status of inner-city patients with osteoarthritis of the knee. Arthritis Rheum 40: 1466-1474

34. McAlindon TE, Cooper C., Kirwan JR, Dieppe PA (1993) Determinants of disability in osteoarthritis of the knee. Ann Rheum Dis 52: 258-262

35. Melchart D., Streng A., Hoppe A., Jürgens S., Weidenhammer W., Linde K. (2006) Akupunktur bei chronischen Schmerzen. Deutsches Ärzteblatt 103: 160-168

36. Minor MA. (1999) Exercise in the treatment of osteoarthritis. Rheum Dis Clin North Am 25: 397-415

37. Minor MA., Hewett JE., Webel RR., Anderson SK., Kay DR (1989) Efficiacy of physical conditioning exercise in patients with rheumatoid arthritis and osteoarthritis. Arthritis Rheum 32: 1396-1405

38. Nguyen M., Dougados M. (1997) Prolonged effects of 3 week hterahpy in spa resort on lumbar spine, knee and hip osteoarthritis: follow-up after 6 months. A randomized controlled trial. Br J Rheumatol 36: 77-81

39. O'Reilly SC, Muir KR., Doherty M. (1999) Effectiveness of home exercise on pain and disability from osteoarthritis of the knee: a randomised controlled trial. Ann Rheum Dis 58: 15-19

40. Oosterveld FGJ., Rasker JJ. (1994) Treating arthritis with locally applied heat or cold. Semin Arthritis Rheum 24: 82-90

41. Oosterveld FGJ., Rasker JJ. (1997) Wärme- und Kältebehandlung in rheumatischen Krankheiten. EULAR Rheumatol Europa 26: 56-59

42. Osiri M., Brosseau, L., McGowan J., Robinson VA., Shea BJ., Tugwell P., Wells G. (2000) Transcutaneous electrical nerve stimulations for knee osteoarthritis. The Cochrane Database of systematic Reviews, Issue 4. Art.No.: CD 002823

43. Peterson MG, Kovar PA, Otis JC, Allegrante JP, MacKenzie CR, Gutin P (1993) Effect of walking program on gait characteristics in patients with osteoarthritis. Arthritis Care Res 6: 11-16

44. Puett DW., Griffin MR. (1994) Published trials of non-medical and non-invasive therapies for hip and knee osteoarthritis. Ann Intern Med 121: 133-140

45. Robinson VA., Brosseau L., Peterson J., Shea BJ., Tugwell P., Wells G. (2001). Therapeutic ultrasound for osteoarthritis of the knee. The Cochrane Database of systematic Reviews, Issue 3. Art.No.: CD 003132

46. Rogind H., Bibow-Nielsen B.,Jensen B., Moller HC., Frimodt-Moller H., Bliddal H (1998) The effects of a physical training program on patients with osteoarthritis of the knees. Arch Phys Med Rehabil 79: 1421-1427

47. Simkin PA., de Lateur BJ., Alquist AD., Questad KA., Beardsley RM., Esselman PC (1999) Continous passive motion for osteoarthritis of the hip: a pilot study. J Rheumatol 26: 1987-1991

48. Stöve J. (2005) Konservative Therapie der Arthrose. Orthopäde 34: 613-622

49. Trock DH., Bollet AJ., Dyer RH., Fielding LP., Miner WK., Markoll R. (1993) A double-blind trial of the clinical effects of pulsed electromagnetic fields in osteoarthritis. J Rheumatol 20: 456-460

50. Trock DH., Bollet AJ., Markoll R. (1994) The effect of pulsed electromagnetic fields in the treatment of osteoarthritis of the knee and cervical spine. Report of randomized, double blind, placebo controlled trials. J Rheumatol 21: 1903-1911

51. Van Baar ME, Assendelft WJ., Dekker J., Oostendorp RA, Bijlsma JW (1999) Effectiveness of exercise therapy in patients with osteoarthritis of the hip or knee: a systematic review of randomized clinical trials. Arthritis Rheum 42: 1361

52. Verhagen AP., de Vet HCW., de Bie RA., Kessels AGH., Boers M., Knipschild PG. (2000) Balneotherapy for rheumatoid arthritis and osteoarthritis. The Cochrane Library 4, Oxford, Update Software

53. Vincent C., Lewith G. (1995) Placebo controls for acupuncture studies. JR Soc Med 88: 199-202

54. Voloshin A., Wosk J. (1981) Influence of artifical shock absorbers on human gait. Clin Orthop Relat Res 160: 52-56

55. Weinberger M., Hiner SL., Tierney WM. (1986) Improving functional status in arthritis: the effect of social support. Soc Sci Med 23: 899-904

56. Weinberger M., Tierney WM., Booher P., Katz BP. (1989) Can the provision of information to patients with osteoarthritis improve functional status. Arthritis Rheum 32: 1577-1583

57. Witt, CM., Brinkhaus B., Jena S., Selim D., Straub C., Willich S. (2006). Wirksamkeit, Sicherheit und Wirtschaftlichkeit der Akupunktur. Deutsches Ärzteblatt 103: 169-175

58. Zizic TM., Hoffmann KC., Holt PA., Hungerford DS., O'Dell JR., Jacobs MA. (1995) The treatment of osteoarthritis of the knee with pulsed electrical stimulation. J Rheumatol 22: 1757-1761

Medikamentöse Therapie der Arthrose – Übersicht der Substanzgruppen

ULRICH MARX

Die symptomatisch wirksame analgetische und antiinflammatorische medikamentöse Therapie ist ein wichtiger Bestandteil des therapeutischen Gesamtkonzepts zur Behandlung der klinischen Symptome der Arthrose.

Die pharmakologischen Effekte der im Rahmen dieses Konzeptes eingesetzten Substanzen (Tabelle) haben teils nur eine einzelne Wirkkomponente, wie die Opiode als reine Analgetika, oder mehrere, wie die nichtsteroidalen Antiphlogistika (NSAR) mit ihrer analgetischen und antiphlogistischen Wirkung. Andere Substanzen, die als Symptomatic Slow Acting Drugs in Osteoarthritis (SYSADOA) bezeichnet werden, erweitern das Therapiekonzept.

Das verfügbare medikamentöse Therapiearsenal (Tabelle) ermöglicht die individuelle Behandlung unterschiedlich ausgeprägter Krankheitsbilder und Verträglichkeitsprofile auch unter Berücksichtigung von Patientenwünschen. Bei vorrangig schmerzhaften Krankheitsbildern bietet sich die Therapie mit reinen Analgetika an, während die entzündlich-schmerzhafte, aktiviert genannte Arthrose eher den Einsatz von NSAR in Form von nichtselektiven COX-1/COX-2-Hemmern oder selektiven COX-2-Hemmern (Coxiben) oder die Gabe intraartikulärer (i. a.) Kortikosteroide erfordert.

Medikamentöse Therapieoptionen bei der Arthrose

Sogenannte reine Analgetika (Nicht-Opioide, Opioide)
- Paracetamol, niedrig dosiertes Ibuprofen
- Tramadol, Flupirtin usw.

Nichtsteroidale Antiphlogistika (NSAR)
- nicht selektive COX-1/COX-2-Hemmer
- selektive COX-2-Hemmer (Coxibe)

Symptomatic Slow Acting Drugs in Osteoarthritis (SYSADOA)
- D-Glucosaminsulfat (oral)
- Hyaluronsäure (intraartikulär)

Externe Therapie (Topika)

Intraartikuläre Arzneimitteltherapie
- Kortikosteroide
- Hyaluronsäure

Andere medikametöse Therapiemodalitäten
- Muskelrelaxanzien, Antidepressiva
- Phytotherapeutika
- Homöopathika
- Vitamine

NICHT-OPIOIDE

Nicht-Opioidanalgetika

Nicht-Opioidanalgetika wie Paracetamol (engl. Acetaminophen) oder niedrig dosiertes (bis 1200 mg/d) Ibuprofen werden in den USA wegen der niedrigen Kosten und der relativ niedrigen Rate von Nebenwirkungen als erste Behandlungsoption bei schmerzhafter Arthrose empfohlen. Allerdings kann Ibuprofen auch in niedriger Dosierung bereits gastrointestinale Nebenwirkungen aufzeigen.

Hauptnachteile von Paracetamol sind die relativ große Anzahl von Tabletten bzw. Menge an einzunehmender Substanz (bis zu 4 Gramm/Tag) sowie die gegenüber NSAR eher geringere analgetische Wirksamkeit (Towheed et al., 2006; Schnitzer et al., 2005; Lee et al., 2004; Zhang et al., 2004) bei einem letztlich nicht zu vernachlässigenen Nebenwirkungsrisiko unter Dosierungen über 2 g/d (z. B. Leberzellschäden).

KLASSISCHE NICHTSTEROIDALE ANTIPHLOGISTIKA (NSAR)

NSAR gelten als Mittel der ersten Wahl vor allem zur Kurzzeittherapie des akuten entzündlichen Schubes mit moderaten bis starken Schmerzen. Nichtsteroidale Antiphlogistika (NSAR) wie Ibuprofen, Diclofenac, Naproxen, Indometacin, Ketoprofen und viele andere werden bei (aktivierter) Arthrose eingesetzt, weil sie die Entzündung im Gelenk eindämmen, dadurch den akuten Arthroseschmerz lindern und in der Folge die Gelenkfunktion des Patienten verbessern. Kurzwirksame, wenig lipophile Substanzen, wie z. B. Diclofenac, sind den langwirksamen, schlecht steuerbaren Substanzen wie Piroxicam grundsätzlich vorzuziehen.

Die molekulare Wirkung der NSAR basiert auf der Hemmung der Cyclooxygenase (COX), welche die Umwandlung von Arachidonsäure in inflammatorisch wirksame Prostaglandine katalysiert, und der dadurch verminderten endogenen Prostaglandinsynthese. Die Entdeckung der beiden Isoformen der COX, COX-1 und COX-2, sowie ihrer differenziellen Bedeutung für das Entzündungsgeschehen (COX-2) und wichtige Körperfunktionen, wie z. B. den Schutz der gastrointestinalen Mukosa (COX-1), haben zur Entwicklung spezifischer COX-2-Inhibitoren (COX-ibe, wie z. B. Celecoxib, Etoricoxib, Lumiracoxib) geführt. Die klassischen, schon seit langem angewendeten NSAR dagegen sind meist präferenzielle COX-1- (z. B. Acetylsalicylsäure, Indometacin) oder nichtselektive COX-1/COX-2-Inhibitoren (z. B. Diclofenac, Ibuprofen).

NSAR wirken in zuverlässigem Maße bei moderaten und schweren Arthrose-Schmerzen, der vor allem zur Kurzzeittherapie bei entzündlicher Aktivierung genutzt wird. Unerwünschte Nebenwirkungen vor allem bei Patienten mit pathologischer Magen-Darm-Anamnese, einge schränkter Leber- und Nierenfunktion, Herzinsuffizienz oder Bluthochdruck stehen einem Langzeit- bzw. Dauereinsatz entgegen. Die Kombination zweier oder mehrerer NSAR (z. B. eines ärztlich verordneten und eines frei verkäuflich erworbenen) lässt keine Verbesserung der Wirkung erwarten, sondern erhöht nur das Risiko für gastrointestinale Komplikationen wie Erosionen, Blutungen oder Perforationen und ist nicht indiziert. Patienten, die NSAR anwenden, sollten zu einer zuverlässigen Therapiecompliance willens und fähig sein.

Schutz vor unerwünschten Nebenwirkungen des oberen Gastrointestinaltraktes bietet die Kombination von nichtselektiven NSAR mit dem H2-Blocker Ranitidin, dem Protonenpumpenhemmer Omeprazol oder dem Prostaglandin-Analogon Misoprostol. Auch die Coxibe eröffnen die Chance auf eine gastrointestinal besser verträgliche NSAR-Therapie bei vergleichbarer Wirksamkeit.
Aktuelle Studien belegen ein erhöhtes kardiovaskuläres Risiko der Coxibe wie auch der NSAR (mit Ausnahme von hochdosiertem Naproxen) gegenüber Placebo bei ansonsten gleichwertigem Risikoprofil (Kearney et al., 2006). Auch hinsichtlich der Nierenfunktion und des Blutdrucks sind NSAR und Coxibe in äquivalenten Dosierungen ähnlich zu beurteilen, daher sollten die Kreatinin- und Blutdruckwerte vor Beginn der Therapie mit beiden Substanzgruppen gemessen werden (Tannenbaum et al., 2006).

Bei der Verordnung von NSAR/Coxiben sollten die Patienten über die verschiedenen Therapie-Optionen unter Abwägung der gastrointestinalen und kardiovaskulären Risiken beim Einsatz der Coxibe aufgeklärt werden. Die Empfehlungen und Kontraindikationen der EMEA zum Einsatz der NSAR und Coxibe sollen beachtet werden.

SYMPTOMATIC SLOW ACTING DRUGS IN OSTEOARTHRITIS (SYSADOA)

Die im klinischen Einsatz am häufigsten verwendeten Substanzen sind D-Glucosaminsulfat zur oralen und Hyaluronsäure zur i. a. Anwendung. Für Ademetionin und Oxaceprol (beide oral) liegen nur wenige, qualitativ unzureichende Studien vor. Im Ausland werden auch Substanzen wie Avocadoöl/Sojaöl-Extrakt (ASU), Chondroitinsulfat (meist als Nahrungsergänzungsmittel) und Diacerein als orale SYSADOA eingesetzt. Unter den oral applizierten Präparaten verfügt lediglich D-Glucosaminsulfat über eine entwickelte Evidenzbasis bezüglich seiner Effektivität und Verträglichkeit. Die i. a. verabreichte Hyaluronsäure ist ebenfalls gut untersucht.

Der Wirkmechanismus der SYSADOA beim Menschen ist trotz vieler experimenteller Studien noch nicht eindeutig geklärt. Die Nebenwirkungen als auch die Kontraindikationen der klassischen NSAR haben für den Einsatz von D-Glucosaminsulfat bzw. Hyaluronsäure keine negative Bedeutung. Gerade bei älteren Patienten mit relevanten internistischen Begleiterkrankungen kann mit der Behandlung mit SYSADOA eine gut verträgliche Therapiealternative zu den klassischen NSAR angeboten werden.

LOKALE THERAPIE MIT SO GENANNTEN NSAR-TOPIKA

Als topische (extern lokale) Arzneimittel werden Salben- oder -Gel--Zubereitungen von klassischen nichtsteroidalen Antiphlogistika (NSAR), aber auch von anderen, meist hyperämisierenden Wirkstoffen angewendet. Topische NSAR haben gegenüber der oralen Anwendung den Vorteil, dass unerwünschte gastrointestinale Nebenwirkungen wegen der geringen systemischen Resorption der Wirkstoffe sehr selten sind. Studien neueren Datums mit modernem Design belegen in der Regel eine Placebo überlegene topische Wirksamkeit z. B. von Diclofenac-

oder Ibuprofen-Präparationen, aber z. B. auch von Arnica-montana-Extrakten. Die Metaanalyse von Lin et al. (2004) von Vergleichsstudien zwischen topischen NSAR einerseits und Placebo oder oralen NSAR andererseits konnte nur in den ersten beiden Therapiewochen einen Vorteil von topischen NSAR gegenüber Placebo mit einer Effektgröße von 0,4 ermitteln, nicht aber in den folgenden beiden Therapiewochen. Gegenüber oralen NSAR war die topische Anwendung in der ersten Therapiewoche weniger effektiv, hatte aber mehr lokale Nebenwirkungen. Der Stellenwert der topischen Therapie im Konzept der Arthrosebehandlung ist Gegenstand der wissenschaftlichen Diskussion. Sinnvoll erscheint diese Therapieform als Kurzzeittherapie vor allem bei eher milden Beschwerden oder als Begleittherapie zu anderen Modalitäten. Studiendaten liegen nur für die Kniegelenkarthrose und Polyarthrose der Hand vor.

INTRAARTIKULÄRE THERAPIE

Der Stellenwert und der richtige Zeitpunkt für den Einsatz der i. a. Therapie sind mangels ausreichender wissenschaftlicher Daten zur Differentialtherapie eher von der persönlichen Erfahrung (Empirie) des Behandlers, seinen manuellen Fertigkeiten bei der Injektion verschiedener Gelenke und Patientenwünschen abhängig. Vor allem Hyaluronsäure wie auch Kortikosteroide werden in arthrotische Gelenke injiziert. Die symptomatische Wirkung i. a. Kortikosteroide setzt schnell ein, hält aber meist nicht so lange an wie die nach Hyaluronsäureinjektion.

OPIOIDE

Opioidanalgetika in der Schmerztherapie der Arthrose

Opioidanalgetika werden in diesem Beitrag ausführlicher als die übrigen medikamentösen Therapieoptionen vorgestellt. In den Empfehlungen der Arzneimittelkommission der Deutschen Ärzteschaft zur Therapie degenerativer Gelenkerkrankungen (2001) werden die klinisch stumme, die aktivierte und die klinisch dekompensierte manifeste Arthrose mit Dauerschmerz unterschieden. Therapieziel ist Funktionsverbesserung, Eindämmung der Entzündung sowie die Linderung und – sofern möglich – Beseitigung des Schmerzes. Die Wirksamkeit der Opioidtherapie bei Arthrose ist nach Ansicht der Arzneimittelkommission nicht zu bezweifeln. In Analogie zum WHO-Stufenschema für Tumorschmerz wird die Opioidtherapie bei der Arthrose erst nach Ausschöpfen aller anderen therapeutischen Möglichkeiten empfohlen bzw. bei Patienten, die unter starken, mit anderen analgetisch wirksamen Substanzen nicht behandelbaren Schmerzen leiden (und nicht operiert werden können oder wollen). Die Arzneimittelkommission fordert vom anwendenden Arzt ausreichende Kenntnisse bezüglich der Wirkungen und Nebenwirkungen der Opioide und weist auf die geringe Zahl klinischer Studien zur Schmerztherapie der Arthrose mit Opioidanalgetika hin.

Opioide – Wirkungen, Substanzen, Dosierung

Opioide wirken auf zentrale (limbisches System), Rückenmarks- und periphere (vegetative Nerven) Opioidrezeptoren (μ-, δ- und κ-Rezeptoren), welche die physiologischen Bindungsstellen für Endorphine und Enkephaline darstellen (Beck et al., 2002). Opioide sind peripher und zentral wirksame Analgetika (Tabelle).

Zentrale und periphere Wirkungen der Opioide

Zentrale Wirkungen
- Analgesie
- Sedierung
- Euphorie
- Atemdepression
- antitussiver Effekt
- Emesis
- Antidiurese
- Miose

Periphere Wirkungen
- Obstipation
- weitere Effekte auf glatte Muskulatur (Tonuserhöhung ableitender Harnwege, Koliken, Wehenhemmung)
- Vasodilatation
- Bronchokonstriktion

Die in der Praxis wichtigsten Opioide sind in folgender Tabelle aufgeführt. Über ihre Dosierung und Wirkdauer sowie ihre äquipotenten Dosierungen informieren die Tabellen „Dosierung und Wirkdauer der Opioide" und „Äquipotente Dosierungen der Opioidanalgetika".

Häufig verwendete Opioide in der Praxis

Morphin	wichtigstes Opioidanalgetikum, zur i. v. Injektion und oralen Langzeittherapie chronischer Schmerzen (Retardpräparate)
Oxycodon (Oxygesic®)	semisynthetisches retardiertes Opioidanalgetikum zur Behandlung chronischer Schmerzen (weniger ZNS-Nebenwirkungen als Morphin)
Codein	schwaches Opioidanalgetikum (zu 10 % zu Morphin metabolisiert)
Pethidin (Dolantin®)	5-10 mal schwächer als Morphin, aufgrund geringerer spasmogener Wirkung kurzzeitige Anwendung bei spasmischen Schmerzen; zur Dauertherapie wegen toxischer Metabolite nicht geeignet
Methadon	zur Behandlung Drogenabhängiger (Levomethadon); analgetisch wirksam ohne Toleranzentwicklung; durch schlechte Steuerbarkeit und Kumulationsgefahr zur Schmerztherapie nur eingeschränkt geeignet
Fentanyl	100 mal stärker wirksam als Morphin; stark atemdepressiv; Anwendung in der Anästhesie; in der Schmerztherapie transdermale Applikation (Pflaster)
Tilidin	als Nicht-BtMV-Analgetikum in Kombination mit dem Opioidantagonisten Naloxon im Handel (Bei i. v.-Anwendung wird Tilidin durch Naloxon antagonisiert, bei oraler Anwendung wird Tilidin bei der ersten Leberpassage zu Nortilidin aktiviert und Naloxon desaktiviert.)

⟶

Fortsetzung: Häufig verwendete Opioide in der Praxis

Tramadol	1/10 der Wirkung von Morphin; Wirkung auch auf Nicht-Opioid-Rezeptoren (alpha-2)
Buprenorphin (Transtec PRO®, Norspan®, Temgesic®)	stärker und länger wirksam als Morphin, partieller Opioidagonist, für den im schmerztherapeutisch relevanten Dosisbereich gilt: lineares Dosis/Wirkungsverhältnis für die Analgesie, additiver Effekt in der Kombination mit anderen Opioiden, limitierte Beeinflussung der Atmung, Antagonisierung möglich mit entsprechend höheren Naloxon-Dosen. Vorteil: keine Dosisanpassung bei eingeschränkter Nierenfunktion, vergleichsweise gute ZNS-Verträglichkeit Applikation: i. v./i. m., s. l., transdermal (3,5 bzw. 7 Tage)

BtMV = Betäubungsmittelverordnung

Dosierung und Wirkdauer der Opioide

Opioid	Dosierung (oral)	Wirkdauer
Morphin Morphin Retardform	5-10 mg 30 mg	3-4 h 8-12 h
Buprenorphin	0,2-0,4 mg	2-5 h
Codein	60-100 mg	3-4 h
Dihydrocodein	60-120 mg	4 h
Levomethadon	5 mg	13-51 h
Pethidin	300 mg	2-3 h
Tilidin	50-100 mg	2-4 h
Tramadol	50 mg	2-4 h

Äquipotente Dosierungen der Opioidanalgetika (nach IAHPC Manual 2006)

	parenteral	enteral
Morphin	10 mg	30 mg
Buprenorphin	0,3 mg	0,4 mg
Codein	–	240 mg
Methadon	10 mg	20 mg
Oxycodon	–	20 mg
Pethidin	75 mg	300 mg
Tramadol	80 mg	120 mg

Rationale für die Schmerztherapie der Arthrose mit Opioiden

Bisher gibt es nur relativ wenige wissenschaftliche Arbeiten von hohem Evidenzgrad bzw. daraus resultierende Konsensusempfehlungen zur Anwendung von Opioiden bei Arthrose.

Es liegen Arbeiten über Wirkungen und Nebenwirkungen von Opioiden bei nichtmalignen Erkrankungen des Bewegungsapparates vor, deren Resultate auf die Opioidtherapie bei Arthrose anwendbar sind. Noch 1993 qualifizierte Schofferman in einem Literaturreview die Opioidtherapie bei Schmerzen nichtmaligner Ursache als kontraproduktiv: „Die Langzeitbehandlung mit Opioiden bei Schmerzen nichtmaligner Ursache", hieß es dort, „ist für den Großteil der Patienten nicht indiziert … die meisten erfahren eine Verschlechterung der Beschwerden, nicht eine Verbesserung." (Schofferman, 1993).

Heute wird von vielen Autoren auf der Basis neuerer Erkenntisse im Gegenteil eher die Meinung vertreten, dass Schmerzen, bei denen NSAR keine ausreichende Schmerzfreiheit gewähren, eine Opioidtherapie rechtfertigen. Eine Kombinationstherapie von NSAR und Opioiden ist eher selten indiziert, da Opioide vor allem bei Unverträglichkeit, relevanten Nebenwirkungen oder Kontraindikationen von NSAR eingesetzt werden In einer gemeinsamen Stellungnahme der „American Academy of Pain Medicine" und der „American Pain Society" von 2005 wird bedauert, dass (übertriebene) Sorgen über Abhängigkeit, Nebenwirkungen und rechtliche Bedenken zur einer inadäquaten Behandlung chronischer Schmerzen führen (Mahowald et al., 2005). Zum Sinneswandel bezüglich der Opioidtherapie bei Schmerzen nichtmaligner Ursache trugen die folgenden Studien bei.

Jamison et al. (1998) teilten 36 Patienten mit chronischen Rückenschmerzen randomisiert drei Therapiegruppen zu:

- Therapie mit NSAR,
- Therapie mit einer festen Dosis Oxycodon oder
- schmerzadaptierte Therapie mit Oxycodon in Kombination mit einem retardierten Morphin.

Nach 16 Wochen wechselten alle übrigen Patienten in die Therapiegruppe 3 und wurden ausschleichend über weitere 16 Wochen behandelt. Als Effektivitätsparameter der Schmerztherapie wurden die Schmerzintensität auf einer Skala von 0-100, psychische Parameter wie Angst und Depression, das Niveau der körperlichen Aktivität sowie die Schlafdauer bestimmt.

Die wesentlichen Ergebnisse bestanden darin, dass die schmerzadaptierte Opioidtherapie eine deutliche Verbesserung der Schmerzsituation bewirkte (Tabelle „Effektivität der Schmerztherapie chronischer Rückenschmerzen nach 16 Wochen"), und dass unerwünschte Nebenwirkungen im Verlauf der Behandlung abnahmen (Tabelle „Kumulative Inzidenz von Nebenwirkungen (% der Patienten) der Opioidtherapie chronischer Rückenschmerzen nach 16 Wochen"). Die Therapie konnte bei fast allen (35 von 36) Patienten problemlos ausgeschlichen werden (die in der klinischen Therapie unübliche Ausschleichphase diente der Überprüfung einer möglichen Abhängigkeit).

Effektivität der Schmerztherapie chronischer Rückenschmerzen nach 16 Wochen

	NSAR	Opioid feste Dosis	Opioid schmerzadaptierte Dosierung
Schmerzskala			
vor:	63,1	62,3	68,2
nach:	62,7	55,3	51,3
Angst			
vor:	32,6	15,7	23,8
nach:	31,6	15,0	11,2
Depression			
vor:	28,9	19,0	18,8
nach:	26,9	16,4	10,8
Aktivitätslevel			
vor:	47,9	49,7	39,9
nach:	51,5	49,3	10,8
Schlafdauer			
vor:	5,9	5,7	5,4
nach:	6,1	5,9	5,9

Kumulative Inzidenz von Nebenwirkungen (% der Patienten) der Opioidtherapie chronischer Rückenschmerzen nach 16 Wochen

	NSAR	Opioid feste Dosis	Opioid schmerzadaptierte Dosierung
trockener Mund	19,3	26,0	34,7
Benommenheit	14,6	22,1	36,9
Kopfschmerz	15,1	20,2	31,8
Obstipation	10,4	17,8	30,1
Übelkeit	4,7	13,9	31,3

In einer randomisierten Doppelblindstudie von Moulin et al. (1996) wurden 46 Patienten mit chronischen Schmerzen des Bewegungsapparates, die über 6 Monate unter NSAR, Codein oder Antidepressiva keine ausreichende Schmerzlinderung erreicht hatten, im Crossover mit oralem retardierten Morphin oder Placebo behandelt. Die Patienten durchliefen zweimal den folgenden Ablauf: Nach einer 3-wöchigen Dosisanpassung folgte einer 6-wöchigen Therapie eine zweiwöchige Auswaschphase. Im ersten Durchgang erhielt die eine Gruppe Morphin und die andere Placebo, im zweiten Durchgang umgekehrt. Unter Morphintherapie erlebten alle Patienten eine signifikante Schmerzreduktion, ohne dass die untersuchten psychischen Parameter (Denken, Erinnerung) durch orale Morphindosen bis 120 mg/Tag beeinflusst wurden. Abhängigkeiten wurden nicht beobachtet.

In einer retrospektiven Fallkontrollstudie zur Opioidtherapie von 230 Patienten einer orthopädischen Klinik mit chronischen Schmerzen (unselektierte Analyse aller entsprechenden Patienten innerhalb von 3 Jahren) kamen Mahowald et al. (2005) zu dem Ergebnis, dass Opioide die Schmerzintensität signifikant verringern. Im Vergleich der Patienten, die weniger oder mehr als 3 Monate mit Opioiden behandelt worden waren, fanden sie keinen Unterschied in der Schmerzlinderung. Bei 5 % der Patienten war es zu passagerem Substanzmissbrauch gekommen. Die Autoren schließen aus ihren Daten, dass der Therapieversuch mit Opioiden bei anderweitig therapieresistenten chronischen Schmerzen des Bewegungsapparates generell gerechtfertigt sei.

LeLoet et al. (2005) führten an 159 Patienten mit Knie- oder Hüftarthrose, die unter der Therapie mit verschiedenen Nicht-Opioiden oder schwachen Opioidanalgetika keine zufrieden stellende Analgesie erreichten, eine Therapiestudie mit transdermalem Fentanyl durch. Die Patienten wurden eine Woche vor dem Beginn der Fentanylbehandlung optimiert mit Nicht-Opioidanalgetika behandelt. Hierunter stieg der Anteil der Patienten, die ihre Schmerzkontrolle als adäquat bezeichneten, von 4 % auf 27 %. Eine Woche nach Beginn der Fentanylbehandlung betrug der Anteil der Patienten mit adäquater Schmerzkontrolle 74 % und nach 4 Wochen 88 %. Die bedeutendste Nebenwirkung war Benommenheit zu Beginn der Therapie.

Als ein wesentlicher Nachteil der Opioide gilt die Einschränkung der kognitiven Leistungsfähigkeit. Vor allem Patienten, die kurzzeitig damit behandelt werden, berichten nicht selten über Sedierung, Benommenheit und beeinträchtigtes Denkvermögen. Vaioni et al. (1995) untersuchten, ob diese Effekte der kurzfristigen Therapie auch bei Langzeitanwendung von Opioiden besteht und was dies gegebenenfalls für die Fahrtüchtigkeit bedeutet. Sie verglichen 49 Patienten, die langfristig Opioide zur Behandlung von Schmerzen bei malignen Tumoren erhielten, mit 25 Patienten unter einer Schmerztherapie mit anderen Substanzen. Die durchgeführten Intelligenz-, Aufmerksamkeits-, Konzentrations- und Sehtests ergaben, dass die bei kurzfristiger Anwendung beschriebene Einschränkung der kognitiven Leistungsfähigkeit bei der Langzeitanwendung von Opioiden nicht zu beobachten ist, weshalb von Patienten unter Langzeittherapie unter diesem Aspekt auch keine erhöhte Gefahr im Straßenverkehr ausgehen soll.

Die Patienten sollten darauf hingewiesen werden, dass die wesentlichen Nebenwirkungen der Opioidtherapie wie Benommenheit, Verlangsamung, Übelkeit, Erbrechen und Obstipation vor allem zu Beginn der Therapie auftreten und oft im weiteren Verlauf ausbleiben können. Durch einschleichende Dosisanpassung bis zur Wirkungsdosis lässt sich die Verträglichkeit oft verbessern. Medikamentöse Begleitmaßnahmen wie Laxantien bei Obstipation (auch nicht medikamentöse Vorbeugemaßnahmen) und Metoclopramid bei länger bestehender Übelkeit gehören zu den Grundregeln der Opioidtherapie (Tabelle „Grundregeln für die Therapie mit Opioiden“).

In einem Kongressbericht zum Deutschen Schmerzkongress 1999 wird auf den Stellenwert der Opioide bei niereninsuffizienten Patienten mit Arthrosen und schmerzhaften Wirbelsäulenerkrankungen hingewiesen, da keine wesentliche Substanzakkumulation stattfindet, während bei leberinsuffizienten Patienten zu erhöhter Vorsicht geraten wird (Symposiumsbericht zum Deutschen Schmerzkongress 1999).

Aufgrund der vorliegenden Studienergebnisse wird (z. B. in einer Stellungnahme des Rheumazentrums Südwürttemberg; Menninger, 1999) die Behandlung der Arthrose mit schwächer wirksamen Opioiden als sinnvolle Ergänzung zur Schmerztherapie mit NSAR betrachtet. Denn nur eine suffiziente Schmerztherapie ermöglicht es, die erforderliche Krankengymnastik schmerzfrei u.a. zur Vorbeugung einer Osteoporose, durchzuführen. Abhängigkeit und Toleranzentwicklung sind nach den vorliegenden Ergebnissen kaum zu erwarten.

Durchführung der Therapie mit Opioiden

Für die Therapie mit Opioiden sind wesentliche Grundregeln (Tabelle „Grundregeln für die Therapie mit Opioiden") einzuhalten. Auch die Arzneimittelkommission der Deutschen Ärzteschaft hat konkrete Empfehlungen zur Stufentherapie mit Opioiden (Tabelle „Empfehlungen der Arzneimittelkommission der Deutschen Ärzteschaft zur Stufentherapie mit Opioiden") angegeben.

Grundregeln für die Therapie mit Opioiden (nach Beck et al., 2002)

- Indikationsstellung durch Schmerzstärke, nicht durch Diagnose
- Therapie nach festem Zeitschema
- fortlaufende Überwachung mit Dosisanpassung
- Beginn mit niedrigpotenten Opioiden
- Einbettung der Therapie in Begleitmedikation
- Obstipationsprophylaxe

Empfehlungen der Arzneimittelkommission der Deutschen Ärzteschaft zur Stufentherapie mit Opioiden

Stufe II nach WHO		Stufe III nach WHO	
Dihydrocodein ret.	2 x 60-120 mg	Morphin ret.	2 x 10-100 mg
Tramadol ret.	2 x 100-200 mg	Buprenorphin	3-4 x 0,3-0,4 mg
Tilidin/N ret.	2 x 50-200 mg	Oxycodon ret.	2 x 10-20 mg
		Hydromorphon ret.	2 x 4-24 mg

WEITERE ADJUVANTE ARZNEIMITTEL

Zur Arthrosetherapie werden adjuvant gelegentlich schwach wirksame Muskelrelaxantien, z. B. auf Basis der Benzodiazepine, eingesetzt, die den erhöhten Tonus der am Gelenk angreifenden verspannten Muskulatur entspannen. Auch Antidepressiva werden – wie bei anderen chronischen Schmerzzuständen – zur adjuvanten Therapie chronischer Arthroseschmerzen eingesetzt. Therapieversuche, deren individuelle Wirksamkeit nicht vorhersehbar ist, gehören nicht zur Standardtherapie der Arthrose und die Medikamente werden bei fehlender Grunderkrankung off label benutzt.

Für Phytotherapeutika wie Extrakte aus Rosae caninae Fructus, Harpagophytum procumbens (Teufelskralle), Boswellia serrata oder Arnica montana, zum Teil oral, zum Teil topisch angewendet, liegen nur wenige Studien mit hohem Evidenzgrad vor, die über positive Wirkungen im Vergleich zu Placebo und auch gelegentlich Nebenwirkungen berichten. Im Sinne der wissenschaftlichen Phytotherapie ist ein Hinweis wie der von Gagnier et al. (2004) wichtig, dass Harpagophytum-Extrakte ab einem Gehalt von 50 mg Harpagosiden in der Tagesdosis bei akut exazerbierten Schmerzen im Bewegungsapparat effektiv sind, während die Effektivität von Präparaten mit geringerem Harpagosid-Gehalt eher fraglich ist.

Für Homöopathika liegen kaum klinisch-therapeutische Belege im Sinne der schulmedizinischen klinischen Forschung vor. Der Nutzen von Vitaminen in der Arthrosetherapie ist nicht erwiesen. Dennoch gehören die genannten und weitere Therapiemodalitäten zur Realität der Patientenversorgung, die zahlreich genutzt wird. In einer kanadischen Befragung (Lawson et al., 2004) von 244 Arthrosepatienten über 65 Jahren gaben 60 % an, (auch) nicht vom Arzt verschriebene Medikamente anzuwenden, während 45 % (auch) pflanzliche oder sonstige natürliche, frei verkäufliche Gesundheitsprodukte nutzten. Von 341 australischen Patienten (Zochling et al., 2004) mit meist schwerer Arthrose wendeten 40 % Mittel aus der Komplementärmedizin an. Hier waren Vitamine, Fischöl, Sellerie- und Knoblauchextrakt die Favoriten.

FAZIT

Therapieziel bei Arthrosen ist die Bekämpfung der führenden Symptomatik und die Hemmung der Progredienz. Reichen nicht-medikamentöse Maßnahmen allein nicht mehr aus, den Schmerz und die Funktionsbeeinträchtigung zu kompensieren, steht die Behandlung mit Medikamenten an. Klassische NSAR haben gegenüber reinen Analgetika den Vorteil der höheren Wirksamkeit wohl infolge antiphlogistischer und analgetischer Wirkung. COX-2-selektive Substanzen werden überwiegend bei gastrointestinalen Risikopatienten ohne erhöhtes kardiovaskuläres Risiko eingesetzt. Orales D-Glucosaminsulfat und i. a. Hyaluronsäure zählen zu den Substanzen mit verzögerter und über die Therapiedauer hinausreichender Wirksamkeit (SYSADOA). Die Hemmung bzw. die Verminderung des Fortschreitens der Knorpeldegeneration in Studien mit diesen beiden Substanzgruppen werden von den Autoren der Studien im Sinne der strukturmodifizierenden Wirkung interpretiert. Intraartikuläre Kortikosteroide werden eher bei aktivierter Arthrose, oft mit Gelenkerguss, zur schnellen Beschwerdelinderung empfohlen. Opioidanalgetika werden bei starken Arthroseschmerzen eingesetzt, wenn andere

Analgetika nicht ausreichend wirksam sind oder z. B. bei Niereninsuffizienz nicht angewendet werden können. Externa (meist NSAR-Salben oder -Gele) kommen zur kurzfristigen Therapie und/oder als Zusatztherapie in Frage. Ein beträchtlicher Anteil der Arthrosepatienten wendet zusätzlich frei verkäufliche Medikamente, Vitamine, Phytopharmaka und Naturprodukte an.

LITERATUR

Beck H, Martin E, Motsch J, Schulte am Esch J. Schmerztherapie. Stuttgart New York: Georg Thieme Verlag; 2002.

Bellamy N, Campbell J, Robinson V, Gee T, Bourne R, Wells G. Viscosupplementation for the treatment of osteoarthritis of the knee. The Cochrane Database of Systematic Reviews 2005, Issue 2. Art. No.: CD005321.

Bombardier C, Laine L, Reicin A, Shapiro D, Burgos-Vargas R, Davis B, Day R, Ferraz MB, Hawkey CJ, Hochberg MC, Kvien TK, Schnitzer TJ; VIGOR Study Group. Comparison of upper gastrointestinal toxicity of rofecoxib and naproxen in patients with rheumatoid arthritis. VIGOR Study Group. N Engl J Med. 2000;343:1520-8.

Conrozier T, Vignon E. Is there evidence to support the inclusion of viscosupplementation in the treatment paradigm for patients with hip osteoarthritis? Clin Exp Rheumatol. 2005;23:711-6.

Empfehlungen zur Therapie degenerativer Gelenkerkrankungen. Arzneimittelkommission der Deutschen Ärzteschaft. Arzneiverordnung in der Praxis. Sonderheft, 2. Auflage, Dezember 2001.

Förster KK, Bach GL. Aspekte der medikamentösen Arthrosetherapie im höheren Lebensalter. arthritis + rheuma. 2004;24:48-53.

Förster KK, von Zezschwitz W, Dittmar K. Intraartikuläre Hyaluronsäure (GO-ON®/GO-ON® Mini) in der Akut-Behandlung von Arthrosen kleiner Gelenke. Osteologie. 2006;15(Suppl 1)

Gagnier JJ, Chrubasik S, Manheimer E. Harpagophytum procumbens for osteoarthritis and low back pain: a systematic review. BMC Complement Altern Med. 2004;4:13.

IAHPC Manual of Palliative Care 2006. www.hospicecare.com/manual/pain5.html

Jamison RN, Raymond SA, Slawsby EA, Nedeljkowic SS, Katz NP. Opioid therapy for chronic noncancer back pain – a randomized prospective study. Spine. 1998;23:2591-600.

Jubb RW, Piva S, Beinat L, Dacre J, Gishen P. A one-year, randomised, placebo (saline) controlled clinical trial of 500-730 kDa sodium hyaluronate (Hyalgan) on the radiological change in osteoarthritis of the knee. Int J Clin Pract. 2003;57:467-74

Kearney PM, Baigent C, Godwin J, Halls H, Emberson JR, Patrono C.(2006) Do selective cyclo-oxygenase-2 inhibitors and traditional non-steroidal anti-inflammatory drugs increase the risk of atherothrombosis? Meta-analysis of randomised trials. BMJ 332 (7553): 1302-1308

Lawson B, Putnam W, Nicol K, Archibald G, Mackillop J, Conter H, Frail D. Managing osteoarthritis. Medication use among seniors in the community. Can Fam Physician. 2004;50:1664-70.

Lee C, Straus WL, Balshaw R, Barlas S, Vogel S, Schnitzer TJ. A comparison of the efficacy and safety of nonsteroidal antiinflammatory agents versus acetaminophen in the treatment of osteoarthritis: a meta-analysis. Arthritis Rheum. 2004;51:746-54.

LeLoet X, Pavelka K, Richarz U. Transdermal fentanyl for the treatment of pain caused by ostheoarthritis of the knee or hip: an open multicentre study. BMC Musculoskeletal Disorders. 2005;6:31-8.

Lin J, Zhang W, Jones A, Doherty M. Efficacy of topical non-steroidal anti-inflammatory drugs in the treatment of osteoarthritis: meta-analysis of randomised controlled trials. BMJ. 2004;329:324.

Mahowald ML, Singh JA, Majeski P. Opioide use by patients in an orthopedics spine clinic. Arthritis & Rheumatism. 2005;52:312-22.

Menninger H. Opioide in der Rheumatologie. Rheuma Forum. 1999;10:17.

Moulin DE, Iezzi A, Amireh R, Sharpe WK, Boyd D, Merskey H. Randomized trial of oral morphine for chronic non-cancer pain. Lancet. 1996;347:143-7.

Pavelka K, Gatterova J, Olejarova M, Machacek S, Giacovelle G, Rovati LC. Glucosamine sulfate use and delay of progression of knee osteoarthritis. A 3-year randomized, placebo-controlled, double-blind study. Arch Int Med. 2002;162:2113-23.

Reginster JY, Deroisy R, Rovati LC, Lee RSJ, Lejeune E, Bruyère O, Gaicovelli G, Henrotin Y, Dacre JE, Gossett C. Long-term effects of glucosamine and chondroitin in knee osteoarthritis. A randomized, placebo-controlled clinical trial. Lancet. 2001;357251-6.

Richy F, Bruyère O, Ethgen O, Cucherat M, Henrotin Y, Reginster JY. Structural and symptomatic efficacy of glucosamine and chondroitin sulfate in knee osteoarthritis: A comprehensive meta-analysis. Arch Int Med. 2003;163:1514-22.

Schnitzer TJ, Weaver AL, Polis AB, Petruschke RA, Geba GP; VACT-1 and VACT-2 (Protocols 106 and 150) Study Groups. Efficacy of rofecoxib, celecoxib, and acetaminophen in patients with osteoarthritis of the knee. A combined analysis of the VACT studies. J Rheumatol. 2005;32:1093-105.

Schofferman J. Long-term use of opioid analgesics for the treatment of chronic pain of nonmalignant origin. J Pain Symptom Manage. 1993;8:279-88.

Symposium anlässlich des Deutschen Schmerzkongresses 1999. Möglichkeiten und Grenzen der Schmerztherapie bei Multimorbidität. Rheuma Forum. 2000;2:16.

Tannenbaum H, Bombardier C, Davis P, Russell AS; Third Canadian Consensus Conference Group. An evidence-based approach to prescribing nonsteroidal antiinflammatory drugs. Third Canadian Consensus Conference. J Rheumatol. 2006;33:140-57.

Towheed TE, Maxwell L, Anastassiades TP, Shea B, Houpt J, Robinson V, Hochberg MC, Wells G. Glucosamine therapy for treating osteoarthritis. Cochrane Database Syst Rev. 2005;(2):CD002946.

Towheed TE, Maxwell L, Judd MG, Catton M, Hochberg MC, Wells G. Acetaminophen for osteoarthritis. Cochrane Database Syst Rev. 2006;(1):CD004257.

Vaioni A, Ollila J, Matikainen E, Kalso E. Driving ability in cancer patients receiving long-term morphine analgesia. Lancet 1995;346:667-70.

Zhang W, Jones A, Doherty M. Does paracetamol (acetaminophen) reduce the pain of osteoarthritis? A meta-analysis of randomised controlled trials. Ann Rheum Dis. 2004;63:901-7.

Zochling J, March L, Lapsley H, Cross M, Tribe K, Brooks P. Use of complementary medicines for osteoarthritis – a prospective study. Ann Rheum Dis. 2004;63:549-54.

Intraartikuläre Behandlungsmöglichkeiten der Arthrose

MARTIN ENGELHARDT

Bei fortgeschrittenen, sehr schweren Arthrosen steht die operative Therapie ganz im Vordergrund. Rein medikamentöse Therapieansätze treten dagegen eher in den Hintergrund. Im Rahmen der konservativen oder postoperativen symptomatischen Behandlung leichter bis mittelgradiger Arthrosen dagegen werden orale medikamentöse Therapiemöglichkeiten wie reine Analgetika, klassische NSAR und Coxibe häufig eingesetzt. Eine weitere Behandlungsmöglichkeit in diesen Fällen ist die lokale intraartikuläre (i. a.) Therapie, die mit Kortikosteroiden oder Hyaluronsäure erfolgen kann.

INTRAARTIKULÄRE APPLIKATION VON KORTIKOSTEROIDEN

Kortikosteroide bzw. Glukokortikoide sind Steroidhormone der Nebennierenrinde. Die therapeutisch verwendeten Substanzen sind synthetische Derivate der seit 1936 bekannten Grundsubstanz Cortison. Kortikosteroide werden bei vielen entzündlich-rheumatischen und/oder Autoimmunerkrankungen eingesetzt. Zur i. a. Anwendung bei Arthrose oder rheumatoider Arthritis kommen heute meistens schwer lösliche mikrokristalline Kortikoidsuspensionen.

Indikation bei Arthrose

Durch kontrollierte Studien eindeutig belegte Indikationen gibt es bei der Arthrose nicht. Alle, auch die vorliegenden Empfehlungen beruhen vor allem auf einer großen individuellen Erfahrung mit einer Vielzahl von Injektionen.

Kortikosteroide werden bei aktivierten Arthrosen mit akuter, ausgeprägter Schmerzsymptomatik und meist mit, aber auch ohne Gelenkerguss eingesetzt. In vielen Fällen erfolgt nur eine einzige i. a. Injektion zur akuten Beschwerdelinderung. In der Studie von Raynauld et al. (2003) an Patienten mit Gonarthrose hatten vierteljährliche i. a. Injektionen über 2 Jahre eine klinisch zufrieden stellende symptomatische Wirksamkeit bei guter Langzeitverträglichkeit.
Als Regel kann jedoch gelten, dass die Zahl von drei i. a. Kortikosteroid-Injektionen innerhalb von 6 Monaten nicht überschritten werden soll. Hatz (2005) empfiehlt in seinen Therapierichtlinien der Glukokortikoide, dass pro Gelenk und Jahr nicht mehr als vier i. a. Kortikosteroid-Injektionen im Abstand von mindestens 4 Wochen (bei Gewicht tragenden Gelenken 6-8 Wochen) gegeben werden sollen. Zeigt sich in dieser Applikationsfrequenz keine ausreichende Wirkung, ist auch von wiederholten Injektionen keine Besserung zu erwarten, während sich lokale unerwünschte Wirkungen häufen.

Keine Indikation der i. a. Kortikosteroid-Therapie ist eine schmerzhafte „trockene" Arthrose ohne entzündliche Aktivierung und Ergussbildung. In diesem Fall wird, sofern eine orale medikamentöse Therapie unzureichend wirksam oder nicht anwendbar ist, eher die Viskosupplementation mit i. a. Hyaluronsäure durchgeführt.

Wirkmechanismen

Intraartikulär verabreichte Glukokortikoide haben im Grundsatz dieselben Wirkungen auf das Immunsystem (immunsuppressiv), auf die Entstehung und Unterhaltung von Entzündungen (antiinflammatorisch) sowie auf die Vermehrung von Zellen (antiproliferativ) wie systemisch verabreichte. Durch die lokale Gabe und die Galenik der verwendeten Präparate wird versucht, die Wirkung möglichst lange zu erhalten und ausschließlich auf den Gelenkinnenraum zu beschränken.

Die eng miteinander verflochtene antiinflammatorische, immunsuppressive und antiproliferative Wirkung beruht auf zahlreichen Mechanismen: Durch Hemmung der Phospholipase A2 setzen Kortikosteroide noch vor der Entstehung der Arachidonsäure an und verhindern so die Bildung von Prostaglandinen und Leukotrienen (Abbildung). Zugleich reduzieren sie die Synthese der proinflammatorischen Zytokine und Mediatoren (u. a. IL-1, IL-6, TNF-α), die auch bei der Arthrose von Bedeutung sind. Außerdem hemmen sie die Makrophagen-Infiltration in die Synovialis. Dies wurde in einer placebokontrollierten Studie an Synovialisbiopsien gezeigt, die Arthrosepatienten 1 Monat nach einer i. a. Kortikosteroid-Injektion entnommen wurden (Young et al., 2001). Die antientzündliche Wirkung im Gelenk führt auch zum Rückgang der proentzündlichen Faktoren in der Synovia.

Wirkung der Kortikosteroide im Arachidonsäuremetabolismus

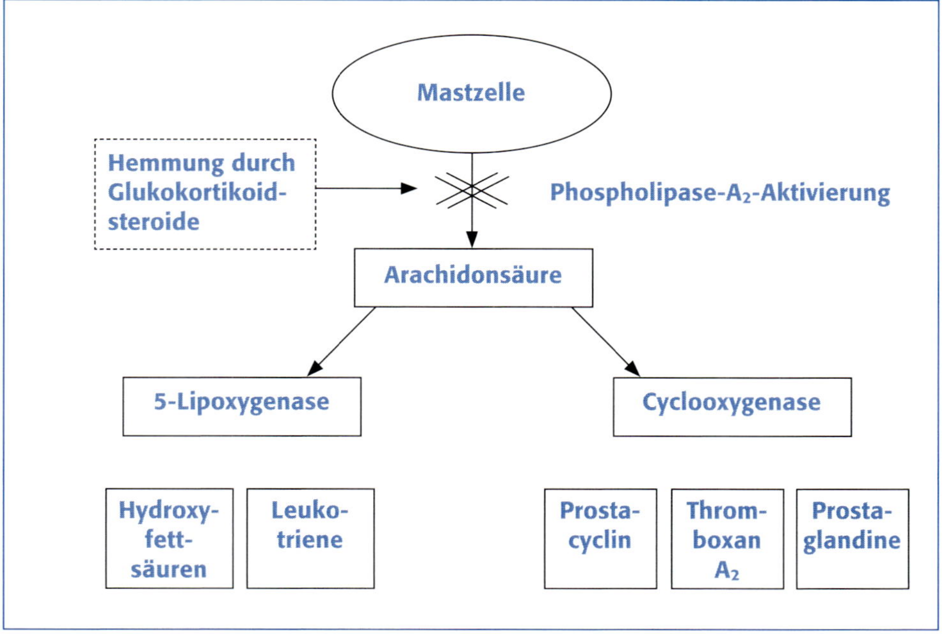

Die antiproliferative Wirkung der Kortikosteroide verursacht eine verminderte Kollagensynthese durch Hemmung der Fibroblasten, eine verringerte Proteoglykan-Synthese bzw. Proteoglykan-Konzentration (In-vitro-Untersuchung an Knorpelbiopsien von Patienten mit Gonarthrose von Stove et al., 2002), eine gesteigerte Knochenresorption bei reduziertem Knochenaufbau sowie eine mittelfristig verringerte Hyaluronsäure-Konzentration in der Synovia (Pitsillides et al., 1994).

Vorgehensweise und Präparateauswahl

Das Vorgehen bei i. a. Kortikosteroid-Injektionen sollte den Empfehlungen der Fachgesellschaften folgen (DGOT, BVO, 1998). Eine streng aseptische Injektionstechnik ist grundlegend. Besonders gefährdet durch iatrogene Infektionen sind medikamentös oder krankheitsbedingt immungeschwächte Patienten (Grifka und Müller-Ladner, 2004).

Die in der Praxis wichtigste Kontraindikation ist die bakterielle Gelenkinfektion. Bei unklarer Gelenkerkrankung sollte vor der Kortikosteroid-Anwendung Synovia abpunktiert und untersucht werden, um eine bakterielle Infektion auszuschließen. Bei gelenknaher Hautinfektion darf keine Punktion erfolgen, in einen Psoriasherd sollte nicht punktiert werden. Auch bei einem Gelenktrauma mit einem Hämarthros gilt eine i. a. Kortikosteroid-Injektion als kontraindiziert.

Vor der Punktion kann eine sonographische Gelenkdarstellung erfolgen. Ein Erguss sollte vor der i. a. Kortikosteroid-Injektion möglichst vollständig abpunktiert werden. Bei großen Gelenken kann die vorherige Injektion eines Lokalanästhetikums hilfreich sein. Das Kortikosteroid kann dann über die gleiche Kanüle in das Gelenk injiziert werden, soll aber nicht mit dem Lokalanästhetikum gemischt werden.

Nach der Punktion soll das Gelenk ca. 24 h lang nicht vermehrt belastet werden, wobei je nach klinischem Befund auch eine längere Ruhigstellung sinnvoll sein kann.

Die Pharmakodynamik aller Kortikosteroid-Präparate zur i. a. Injektion ist im Wesentlichen gleich, die Wirkstärke und die Pharmakokinetik aber verschieden. Zur Injektion werden überwiegend schwer lösliche, mikrokristalline Kortikoidsuspensionen verwendet. Wasserlösliche Kortikosteroid-Präparate haben eine geringere Wirkstärke und kürzere Wirkdauer und werden nur zur Injektion in kleine Gelenke empfohlen.

Um eine möglichst lang anhaltende Wirkung am arthrotischen Gelenk zu erreichen und systemische Nebenwirkungen zu vermeiden, soll das Kortikosteroid lange im Gelenk bleiben und nicht zu schnell über die Synovialis absorbiert werden. Die Wirkdauer kristalliner Kortikoidsuspensionen (siehe Tabelle „Wirkstoffe zur i. a. Kortikosteroid-Injektion") hängt von der Auflösungszeit des Kortikosteroids aus dem Kristall und diese in erster Linie von der Kristallform ab. Für die Wirksamkeit und die Verträglichkeit der Präparate sind sowohl die Kristallform als auch die Kristallgröße verantwortlich; kleine, abgerundete, rhomboide Kristalle mit einer Größe unter 2 µg haben Vorteile unter beiden Aspekten.

Die bei der systemischen Kortikosteroid-Therapie geltenden Äquivalenzdosen sind bei der i. a. Therapie nicht anwendbar. Hier wird anhand der gewonnenen klinischen Erfahrungen dosiert (siehe Tabelle „Wirkstoffe zur i. a. Kortikosteroid-Injektion").

Wirkstoffe zur i. a. Kortikosteroid-Injektion: Kristallgröße, Verweildauer im Gelenk, Dosierung (nach Hatz 2005)

Wirkstoff	Kristallgröße (µm)	mittlere Verweildauer im Gelenk (Tage)	Dosierung (mg) große Gelenke	Dosierung (mg) mittlere Gelenke	Dosierung (mg) kleine Gelenke
Betamethason-acetat und -phosphat	7,0	2,8	4-6	2-4	0,5-1
Prednisolon-acetat	4,0		50	25	10-25
6-Methyl-prednisolon-acetat	4,0	2,6	siehe Fachinformation		
Rimexolon	1,0	25	40	20	10
Triamcinolon-acetonid	5,0	3,8	20-40	10-20	5-10
Triamcinolon-diacetat	2,3	1,3	siehe Fachinformation		
Triamcinolon-hexacetonid als tertiäres Methylbutyrat	1,4	6,0	10-20	5-10	2-5
Dexamethason-21-acetat	1,5		5-10	2-4	0,5-2
Dexamethson-palmitat	nicht kristallin		8-12	4-8	2-4

Wirksamkeit und therapeutischer Nutzen

Intraartikuläre Kortikosteroid-Injektionen können bei aktivierter Arthrose eine rasche Beschwerdelinderung bringen, verändern – nach vorliegenden Studienergebnissen und klinischen Erfahrungen – den Krankheitsverlauf auf mittlere und längere Sicht aber nicht.

Gonarthrose

Raynauld et al. (2003) verglichen in einer randomisierten, doppelblinden Studie an 68 Patienten mit Gonarthrose die Anwendung von vierteljährlichen i. a. Injektionen mit 40 mg Triamcinolonacetonid oder Kochsalzlösung über 2 Jahre. Neben der radiologischen Gelenkspaltverschmälerung und dem Schmerzscore des Western Ontario and McMaster Universities Osteoarthritis (WOMAC) Index als Primärparameter wurden weitere, meist funktionelle Parameter bewertet. Bei der Gelenkspaltverschmälerung ergab sich kein Gruppenunterschied. Die Kortikosteroid-Gruppe zeigte aber, vor allem nach 1 Jahr, signifikante klinische Vorteile im WOMAC-Schmerzscore und im Bewegungsspielraum des Kniegelenks. Über die ganzen 2 Jahre hinweg (AUC-Analyse) waren Knieschmerzen und -steifheit nur in der Kortikosteroid-Gruppe signifikant gebessert. Das Ergebnis dieser Studie spricht für die Langzeiteffektivität i. a. Kortikosteroid-Injektionen.

Shrader et al. (2004) erforschten in einer offenen, unkontrollierten Studie die Auswirkungen der Schmerzlinderung durch eine i. a. Kortikosteroid-Injektion auf die Gehfunktion bzw. das Treppensteigen von 19 bzw. 14 Patienten mit schmerzhafter Gonarthrose und verglichen die Daten mit 21 gesunden Kontrollpersonen. Die Gehfunktion der Patienten normalisierte sich nach der Injektion weitgehend. Beim Treppensteigen aber erreichten sie keine signifikante Besserung, so dass signifikante Unterschiede zu den Gesunden bestehen blieben.

Ravaud et al. (1999) verglichen in einer prospektiven, randomisierten, placebokontrollierten Studie die Wirksamkeit der Gelenklavage, i. a. Kortikosteroid-Injektionen und der Kombination beider Maßnahmen über 6 Monate an 98 Patienten mit schmerzhafter Gonarthrose. Die Gelenklavage (allein oder in Kombination) erbrachte einen signifikant verbesserten Schmerzscore (VAS) nach 24 Wochen, i. a. Kortikosteroide allein dagegen nur nach 1 und 4 Wochen. Eine signifikante Besserung des funktionellen Lequesne-Index wurde über Woche 4 hinaus unter keiner Therapie beobachtet. Im Placebovergleich linderten beide Verfahren Schmerzen signifikant, verbesserten die Funktion aber nicht signifikant.

Weitere Angaben zur Wirksamkeit von i. a. Kortikosteroid-Injektionen bei Gonarthrose enthalten die Vergleichsstudien mit i. a. Hyaluronsäure im Abschnitt „Vergleich zwischen i. a. Hyaluronsäure und i. a. Kortikosteroiden“.

Schultergelenkerkrankungen

Obwohl am Schultergelenk primäre Arthrosen eher eine Seltenheit sind, wird vor allem bei dem typischen, sehr schmerzhaften Krankheitsbild der Frozen Shoulder (adhäsive Kapsulitis) die Indikation zur Kortikosteroid-Injektion gesehen.

Carette et al. (2003) verglichen in einer placebokontrollierten Studie an 93 Patienten mit adhäsiver Kapsulitis des Schultergelenks die Wirksamkeit folgender Therapieverfahren:

- einzelne i. a. Injektion mit 40 mg Triamcinolonhexacetonid plus 12 Sitzungen Physiotherapie (Gruppe 1)
- einzelne i. a. Injektion mit 40 mg Triamcinolonhexacetonid (Gruppe 2)
- einzelne i. a. Injektion mit Kochsalzlösung plus 12 Sitzungen Physiotherapie (Gruppe 3)
- einzelne i. a. Injektion mit Kochsalzlösung (Gruppe 4)

Nach 6 Wochen hatte sich der Primärparameter, der Shoulder Pain and Disability Index (SPADI) Score, in den Gruppen 1 und 2 signifikant stärker verbessert als in den übrigen Gruppen. Gruppe 1 wies zu diesem Zeitpunkt eine signifikant bessere Beweglichkeit im Schultergelenk als die übrigen Gruppen auf. Nach 3 Monaten hatten die Kortikosteroid-Gruppen immer noch einen signifikanten Vorteil im SPADI-Score gegenüber Gruppe 4. Nach 12 Monaten ergab sich kein signifikanter Gruppenunterschied mehr.

Bulge et al. (1984) untersuchten an 42 Patienten mit „Frozen Shoulder", die alle Pendelübungen durchführten, prospektiv die Wirksamkeit einer zusätzlichen Therapie mit i. a. Kortikosteroiden, Mobilisationen oder Eis. Ergebnis: Keines der Verfahren hatte klare Vorteile auf lange Sicht, aber i. a. Kortikosteroid-Injektionen linderten im Frühstadium Schmerzen und erweiterten den Bewegungsspielraum im Schultergelenk.

Coxarthrose

Eine der wenigen Studien zu i. a. Kortikosteroiden bei Coxarthrose ist die prospektive, randomisierte, für den Nachuntersucher geblindete Analyse von 80 Patienten mit Ruhe- und Bewegungsschmerzen von Kullenberg et al. (2004). Die eine Hälfte der Patienten erhielt eine i. a. Injektion mit 80 mg Triamcinolonacetonid, die andere mit einem Lokalanästhetikum (1 % Mepivacain). Die i. a. Kortikosteroid-Injektion linderte signifikant alle Schmerzmodalitäten (am meisten die Ruheschmerzen) signifikant nach 3 und 12 Wochen und verbesserte auch den Bewegungsspielraum und die Funktion im Hüftgelenk. Das Lokalanästhetikum war weitgehend unwirksam.

Arthrosen kleinerer Gelenke

Joshi (2005) untersuchte in einer prospektiven Fallstudie die Wirksamkeit einer i. a. Injektion mit 0,25 ml Methylprednisolonacetat in das erste Karpometakarpalgelenk von 25 Patienten mit schmerzhafter Arthrose dieses Gelenks. Eine signifikante Schmerzlinderung (VAS) konnte 1 Monat nach der Injektion nachgewiesen werden, nach 3, 6 und 12 Monaten aber nicht mehr. Allerdings waren fünf Patienten nach 12 Monaten schmerzfrei. Funktionell stellten viele Patienten Verbesserungen bei alltäglichen Tätigkeiten (z. B. Tasse heben, Wasserhahn drehen) fest.

Die Spondylarthrose der Facettengelenke im Bereich der LWS ist häufig für chronische Rückenschmerzen verantwortlich. Schleifer et al. (1994) behandelten im Rahmen einer offenen Fallkontrollstudie 23 entsprechende Patienten mit CT-gesteuerten Infiltrationen aus 0,8 ml Methylprednisolon und 0,3 ml Bupivacain. Wegen der konstant guten Wirksamkeit dieser Maßnahme lässt sie sich auch als diagnostische Methode bei unklaren chronischen Rückenschmerzen mit Verdacht auf Spondylarthrose der Facettengelenke nutzen; eine ausbleibende Wirkung schließt die Erkrankung praktisch aus.

Verträglichkeit

Unerwünschte systemische Wirkungen i. a. injizierter Kortikosteroide (Tabelle „Unerwünschte Wirkungen i. a. Kortikosteroid-Injektionen") sind meist nur vorübergehend, nicht gravierend und, sofern sie nur bei einzelnen i. a. Injektionen vorkommen, ohne klinische Relevanz (Hatz, 2005).

Unerwünschte Wirkungen i. a. Kortikosteroid-Injektionen (nach Hatz 2005)

Systemische unerwünschte Wirkungen
- psychische Missempfindungen
- passagere Hautrötung (Flush)
- Allergien (sehr selten)

Lokale intraartikuläre unerwünschte Wirkungen
- Infektion durch falsche Indikation
- Infektion durch fehlende Asepsis
- akute Kristallsynovitis
- Knorpel- und Knochenschäden

Periartikuläre unerwünschte Wirkungen
(oft durch Rückfluss in den Einstichkanal bedingt)
- gelenknahe Haut- und Bindegewebsatrophie
- gelenknahe Muskelatrophie
- gelenknahe Verkalkungen

Bei den intraartikulären Nebenwirkungen sind Folgen einer inkorrekten Indikationsstellung, einer Fehlapplikation, reaktive Vorgänge wie die Kristallsynovitis und chronische Schäden an Knorpel und Knochen zu unterscheiden. Eine vorliegende oder iatrogene Gelenkinfektion wird durch die immunsuppressive Wirkung der Kortikosteroide in der Regel gefördert. Bei einer akuten Kristallsynovitis treten die Beschwerden (Rötung, Überwärmung, Erguss) anders als bei einer Gelenkinfektion typischerweise schon 6 - 12 h nach der Injektion auf und dauern meist nur 3 Tage. Eine Kristallsynovitis kommt in kleinen Gelenken häufiger und bei Präparaten mit geringer Kristallgröße seltener vor.

Um eine Knorpel- und Knochenschädigung durch eine verminderte Bildung der Knorpelmatrix (Kollagen, Proteoglykane) und einen katabolen Knochenstoffwechsel möglichst zu vermeiden, sollten die empfohlenen Injektionsintervalle eingehalten werden.

Periartikuläre Nebenwirkungen (Tabelle „Unerwünschte Wirkungen i. a. Kortikosteroid-Injektionen") kommen vor allem bei Rückfluss der Kortikosteroide durch den Stichkanal zustande. 9α-fluoronierte Kortikosteroide sollten wegen ihrer stark atrophierenden Wirkung gemieden werden.

In klinischen Studien wird die Verträglichkeit i. a. Kortikosteroid-Injektionen als gut und unproblematisch beschrieben. Raynauld et al. (2003) beobachteten bei vierteljährlichen i. a. Injektionen mit 40 mg Triamcinolonacetonid über 2 Jahre an 34 Patienten mit Gonarthrose keine offensichtlichen Schädigungen der anatomischen Strukturen des Knies und schließen deshalb auf eine Langzeitsicherheit dieser Anwendung.

Therapieempfehlungen

Die European League Against Rheumatism (EULAR) sieht in ihren Therapieempfehlungen zur Gonarthrose (Pendleton et al., 2003) eine Indikation für die i. a. Injektion langwirksamer Steroide bei akuten Knieschmerzen mit und eventuell auch ohne Ergüsse. Nach vorliegenden Studien (u. a. Dieppe et al., 1980; Ravaud et al., 1999) sei von einer signifikant stärkeren Schmerzlinderung gegenüber Placebo im Kurzzeitbereich auszugehen. Die Prädiktoren für einen Therapieerfolg (Gaffney et al., 1995; Jones und Doherty, 1996), wie z. B. das Vorhandensein von Gelenkergüssen, sind noch unklar.

Die Therapieempfehlungen des American College of Rheumatology (ACR) (ACR Subcommittee on Osteoarthritis Guidelines, 2000) zur Gonarthrose gehen in die gleiche Richtung. Das ACR bezeichnet auch die aktivierte Coxarthrose als mögliche Indikation für die Anwendung i. a. Kortikosteroide, weist aber auf die kaum vorhandene Evidenzbasis aus Studien hin und fordert, dass nur Ärzte mit einschlägiger Erfahrung Kortikosteroid-Injektionen in das Hüftgelenk vornehmen sollten.

INTRAARTIKULÄRE APPLIKATION VON HYALURONSÄURE

Endogene Hyaluronsäure

Die seit 1934 bekannte Hyaluronsäure ist ein Biopolymer, das im menschlichen Organismus überall dort vorkommt, wo Wasser gespeichert und Grenzflächen beschichtet werden müssen. So findet sich dieses hochmolekulare Polysaccharid, das aus wiederholten Molekülsequenzen von N-Acetylglukosamin und Glukuronsäure (Disacchariden) besteht (Abbildung „Molekülsequenz (Disaccharid) der Hyaluronsäure"), z. B. im Kammerwasser und Glaskörper des Auges, in der Lunge, in der Grundsubstanz der Haut und in den Synovialgelenken.

Molekülsequenz (Disaccharid) der Hyaluronsäure

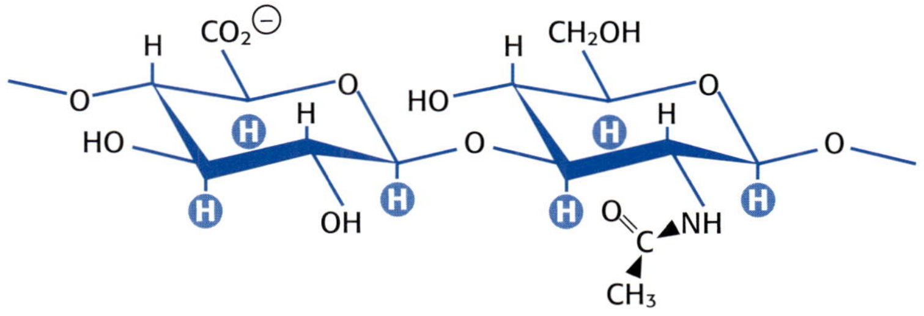

Funktion im Gelenk

Endogene Hyaluronsäure hat im Gelenk wesentliche Funktionen sowohl im Knorpel als auch in der Synovia. Die Knorpelmatrix enthält neben Kollagenfasern hochmolekulare Aggregate aus Proteoglykanen und Hyaluronsäure, die in dieser Struktur gleichsam das Rückgrat bildet. Die Speicherung großer Wasservolumina (eine wichtige biochemische Eigenschaft des Hyaluronsäure-Moleküls) und deren reversible Freisetzung bei Belastung bildet die Grundlage der Elastizität („Stoßdämpferfunktion") des Gelenkknorpels. Die Oberfläche des hyalinen Gelenkknorpels ist außerdem, um Friktionen während der Gelenkbewegung zu vermeiden, mit Hyaluronsäure beschichtet.

Die Synovia enthält 0,3-0,4 % endogene Hyaluronsäure. Der wichtigste Syntheseort für die synoviale Hyaluronsäure sind die fibroblastenähnlichen Synoviozyten in der Grenzschicht der Synovialis. Hyaluronsäure ist derjenige Synoviabestandteil, der am meisten zur Viskosität bzw. Viskoelastizität der „Gelenkschmiere" beiträgt. Die netzartige Anordnung ihrer Makromoleküle in der Synovia verleiht der Hyaluronsäure zusätzlich die Funktion eines Filters, der die freie Passage von Makromolekülen, z. B. Entzündungsmediatoren, und Zellen, z. B. Entzündungszellen (Makrophagen, Lymphozyten) unterbindet, die Diffusion von Metaboliten für den Knorpelstoffwechsel aber erlaubt. Außerdem sind die Nozizeptoren in der Synovialis mit Hyaluronsäure beschichtet (Coating), wodurch die Bindung von Schmerzmediatoren verhindert und ein Schmerz vorbeugender oder lindernder Effekt erreicht wird (Tabelle „Physiologische Funktionen der Hyaluronsäure im Gelenk").

Physiologische Funktionen der Hyaluronsäure im Gelenk

- Stoßdämpferfunktion (Wasserabgabe und -aufnahme unter Be- und Entlastung)
- Schmierfunktion (für die Viskoelastizität der Synovia hauptsächlich verantwortlicher Bestandteil)
- Filterfunktion (für Entzündungsmediatoren und -zellen)
- analgetische Funktion durch Coating der Nozizeptoren

Veränderungen bei Arthrose

Die im Rahmen einer Arthrose ablaufenden degenerativen und entzündlichen Prozesse verändern die Quantität (Rückgang der Konzentration) und die Qualität (Rückgang des Molekulargewichts) der Hyaluronsäure in der Synovia (u. a. Moskowitz et al., 2004; Tehranzadeh et al., 2005; Peyron, 1993) und zerstören die Oberflächenschicht des Gelenkknorpels. Auf dieser Wissensbasis wurde das Konzept der Viskosupplementation durch Verabreichung exogener Hyaluronsäure entwickelt. Zahlreiche kontrollierte tierexperimentelle Studien haben gezeigt, dass die Entwicklung einer Arthrose aus der Destabilisierung des Gelenks, etwa nach Kreuzbanddurchtrennung oder Meniskusresektion, durch exogene Hyaluronsäure verzögert, weitgehend verhindert oder sogar partiell rückgängig gemacht werden kann. Dies wurde mit morphologischen, histologischen und biochemischen Befunden aus dem Gelenkknorpel, der Synovia und der Synovialis bestätigt (u. a. Shimizu et al., 1998).

Indikation bei Arthrose – Therapiempfehlungen

Grundsätzlich eignen sich i. a. Injektionen mit exogener Hyaluronsäure zur Behandlung aller arthrotisch veränderten Synovialgelenke, die klinische Beschwerden verursachen. Exogene Hyaluronsäure kann, wie zahlreiche Tiermodelle, In-vitro-, Ex-vivo- und z. T. klinische Studien gezeigt haben, viskoelastische Eigenschaften der mangelnden endogenen Hyaluronsäure ersetzen und wie diese einen ausgeprägten antiinflammatorischen und chondroprotektiven Effekt entfalten. Der Nutzen für den Patienten (Tabelle: „Therapeutischer Nutzen der i. a. Hyaluronsäure-Therapie für Patienten mit Arthrose") besteht darin, dass schon wenige Injektionen – drei bis fünf in wöchentlichen Abständen – eine über den Zeitraum der Injektionen hinaus anhaltende Besserung von Schmerzen und Funktionseinschränkungen bewirken können (Übersicht bei Knöpfel 2002).

Die Behandlung der Gonarthrose mit i. a. Hyaluronsäure ist in zahlreichen klinischen Studien (u. a. Altman und Moskowitz, 1986; Raynaud et al., 2002), großen Anwendungsbeobachtungen (Waddell und Bricker, 2006; Kemper et al., 2005) sowie Vergleichstudien mit i. a. Kortikosteroiden (siehe Abschnitt „Vergleich zwischen i. a. Hyaluronsäure und i. a. Kortikosteroiden") untersucht und mittlerweile auch in einer Reihe von Metaanalysen (z. B. Bellamy et al., 2005; Lo et al., 2003) bewertet worden. In den Leitlinien der Fachgesellschaften wie die Deutsche Gesellschaft für Orthopädie und Orthopädische Chirurgie (DGOOC), den Berufsverband der Fachärzte für Orthopädie (BVO), die European League Against Rheumatism (EULAR) und das American College of Rheumatology (ACR) wird diese als symptomatische Therapie aufgeführt (Pendleton et al., 2003). Das ACR (ACR Subcommittee on Osteoarthritis Guidelines, 2000) empfiehlt i. a. Hyaluronsäure bei Patienten mit Gonarthrose, die auf nicht medikamentöse Maßnahmen und/oder Paracetamol nicht ausreichend ansprechen bzw. wenn NSAR oder Coxibe kontraindiziert sind (multimorbide ältere Patienten!), keine ausreichende Wirkung haben oder nicht vertragen werden.

Daten zum Nutzen der i. a. Hyaluronsäure-Therapie liegen auch für das Hüft- (u. a. Bragantini und Molinaroli, 1994; Förster et al., 2006a) und das Schultergelenk (u. a. Tamai et al., 2004; Shibata et al., 2001) vor. Conrozier und Vignon publizierten 2005 auf der Basis von neun Studien an insgesamt 287 Patienten (acht nicht kontrollierte, offene Studien und eine randomisierte, doppelblinde Vergleichsstudie) eine Metaanalyse zur i. a. Hyaluronsäure-Therapie bei Coxarthrose: Die Erfolgsrate dieser Therapie im Beobachtungszeitraum von 3-12 Monaten lag bei etwa 50 %.

Für Arthrosen kleinerer Gelenke wie das Kiefer- (u. a. Guarda-Nardini et al., 2005), das Daumensattel- (Förster et al., 2006b; Talke et al., 2002) oder die Facettengelenke der Lendenwirbelsäule (Fuchs et al., 2005) sowie mittlerer Gelenke wie das Hand- (Stahl et al., 2005) und das Sprunggelenk (Salk et al., 2006) wurde in Studien unterschiedlicher Qualität gezeigt, dass durch die Therapie mit i. a. Hyaluronsäure Beschwerdelinderung und funktionelle Besserung erreicht werden kann. Bei einer Stratifizierung der Patienten mit Rhizarthrose nach dem röntgenologischen Arthrosegrad (Talke et al., 2002) erfuhren Patienten mit mittelgradigen Röntgenveränderungen (Kellgren I und II) die größte Beschwerdelinderung.

Die Therapie mit i. a. Hyaluronsäure wird auch eingesetzt, um einen anstehenden künstlichen Gelenkersatz hinauszuzögern. Der Endpunkt Endoprothese gilt einerseits als „harter" Endpunkt, ist andererseits aber bisher in Studien nicht ausreichend validiert, da die Indikationsstellung zum Eingriff von vielen anderen Variablen abhängt. In der offenen Langzeit-Kohortenstudie von Neustadt (2003) an 76 Patienten (92 Knien) mit mäßiggradiger bis schwerer Gonarthrose, deren Beschwerden mit konventionellen Verfahren nicht kontrollierbar waren, konnte bei 15 von 19 Patienten, bei denen vor Beginn der Hyaluronsäure-Therapie eine Knieprothese erwogen wurde, dieser Eingriff im Laufe der Beobachtungszeit von mindestens 1 Jahr vermieden oder beträchtlich aufgeschoben werden.

Vorgehensweise und Produktauswahl

Die gesicherte Arthrosediagnose ist die Voraussetzung für die i. a. Therapie mit Hyaluronsäure. Bei rheumatoider Arthritis sind die Aussichten auf einen Behandlungserfolg eher gering (wenig in kontrollierten Studien untersucht). Bei Kristallarthropathien (Gicht, Pseudogicht) kann allein schon die i. a. Injektion zu einer Exazerbation führen.

Das Vorgehen bei i. a. Hyaluronsäure- sollte genau wie bei i. a. Kortikosteroid-Injektionen den Empfehlungen der Fachgesellschaften folgen (DGOT, BVO 1998). Bei Hautschäden oder -erkrankungen in der Umgebung der Injektionsstelle ist die i. a. Injektion kontraindiziert. Bei korrektem Vorgehen ist das Risiko einer Gelenkinfektion gering, zumal Hyaluronsäure keine immunsuppressiven Eigenschaften hat.
Die Wahl der geeigneten Injektionskanüle (hohe Viskosität der Hyaluronsäure) hängt von der Größe des zu behandelnden Gelenks ab und kann bei 21 Gauge für größere Gelenke und bei 25 oder 30 Gauge für kleinere Gelenke liegen. Zu beachten ist eine ausreichende Länge der Kanüle.

An den verschiedenen Gelenken bestehen meist mehrere Optionen für die korrekte Führung der Kanülenspitze in das Gelenk. Jackson et al. (2002) untersuchten an 240 vom selben Orthopäden vorgenommenen i. a. Punktionen den bestmöglichen Zugang in ein „trockenes" Kniegelenk, bei dem eine kontrollweise Aspiration von Synovia nicht möglich war. Die Kontrastmittelkontrolle zeigte, dass in seinen Händen anterolaterale (mit 71 %) und anteromediale (mit 75 %) Injektionen weniger „treffsicher" waren als der laterale Zugang in Höhe der Patellamitte mit 93 %. Damit lässt sich vor allem die mitunter schmerzhafte Injektion von Lösung in den Hoffa-Fettkörper vermeiden.
Während die intrakapsuläre Injektion eine Voraussetzung für die therapeutische Wirkung exogener Hyaluronsäure darstellt, sind die Folgen einer akzidentellen Injektion in das umliegende Gewebe wenig gravierend: sie beschränken sich im Allgemeinen auf ein Druckgefühl oder auf lokale Schmerzen, die mit der allmählichen Resorption der Lösung aus dem Gewebe zurückgehen.
Je nach Gelenk und Ausprägung der Arthrosesymptomatik werden bis zu fünf Injektionen in wöchentlichen Abständen empfohlen. In der Praxis wird das Behandlungsintervall nach den ersten drei Injektionen oft auf zwei bis drei Wochen ausgedehnt, um den Behandlungserfolg zu prolongieren. Ein wissenschaftlicher Beleg für diese Hypothese steht noch aus, denn die Wirksamkeit hält oft über die Dauer der Behandlung hinaus an (Carry-over-Effekt).

Wirksamkeit und therapeutischer Nutzen

Die Wirksamkeit der lokalen Behandlung, ohne systemische Nebenwirkungen erwarten zu müssen, mit i. a. Hyaluronsäure ist durch eine große Zahl von Publikationen belegt: Arthrotische Gelenkschmerzen werden gelindert, die Gelenke werden wieder beweglicher. Dies erleichtert das Muskeltraining, der Aktionsradius der Patienten vergrößert sich und ihre Lebensqualität steigt (Tabelle „Therapeutischer Nutzen der i. a. Hyaluronsäure-Therapie für Patienten mit Arthrose").

In kontrollierten Studien, von denen die meisten an Patienten mit Gonarthrose durchgeführt wurden, war die Wirkung weniger i. a. Injektionen exogener Hyaluronsäure derjenigen von Placebo überlegen bzw. signifikant überlegen (u. a. Huskisson und Donelly, 1999) oder entsprach dem Effekt der täglichen Einnahme von 1 g Naproxen über einen Zeitraum von 6 Monaten (Altman und Moskowitz 1986). Eine vergleichbare und im Langzeitverlauf oft überlegene Wirksamkeit zeigte sich im Vergleich zu i. a. Kortikosteroiden (siehe Abschnitt „Vergleich zwischen i. a. Hyaluronsäure und i. a. Kortikosteroiden").

Die Überlegenheit der klinischen Wirksamkeit bei Gonarthrose durch i. a. Hyaluronsäure gegenüber Placebo ist in der Cochrane-Metaanalyse von Bellamy et al. (2005) auf höchstem Evidenzlevel nachgewiesen. Im Zeitraum von 5 - 13 Wochen nach der Therapie ergab sich eine Wirksamkeitsdifferenz zwischen i. a. Hyaluronsäure und Placebo von 11 - 54 % bei Schmerzen und von 9 - 15 % in der Funktion. Die durchschnittliche differenzielle Effektgröße beim Parameter Schmerz unter statischer Gelenkbelastung gegenüber Placebo lag in diesem Zeitraum bei 0,58, was einer mittelgroßen Effektgröße entspricht. Die Autoren der Cochrane-Metaanalyse weisen auf die zum Teil sehr ausgeprägte Placebowirksamkeit in den Vergleichsstudien hin und stufen den Nettoeffekt der i. a. Hyaluronsäure gegenüber Placebo als statistisch signifikant und klinisch relevant ein.

Offene Fallkontrollstudien, in denen vor und nach i. a. Hyaluronsäure-Behandlung arthroskopisch Gelenkknorpel- und Synovialisbiopsien entnommen wurden, belegen eine höhere Chondrozytendichte, eine verbesserte Matrixstruktur und eine reduzierte Synovialitis nach der Therapie (Guidolin et al., 2001; Pasquali Ronchetti et al., 2001). Solche morphometrischen und histologischen Befunde werden von den Autoren als Beleg gewertet, dass exogene Hyaluronsäure neben ihrer symptomatischen Wirkung auch strukturverbessernde Effekte – zumindest im Sinne einer Verlangsamung degenerativer Vorgänge im Gelenk – entfaltet. In einer randomisierten placebokontrollierten Studie von Jubb et al. (2001) fand sich bezüglich des primären Zielkriteriums „Veränderung der Gelenkspaltweite" nach einem Jahr kein Unterschied zwischen der mit Hyaluronsäure behandelten und der Placebogruppe. Lediglich in einer sekundären Subgruppenanalyse war Hyaluronsäure der Placebogruppe bei Patienten mit einem Gelenkspalt über 4,6 mm überlegen.

Eine weitere offene randomisierte arthroskopische Studie (Listrat et al., 1998) an insgesamt 36 Patienten zeigte eine Verbesserung makroskopischer Knorpelbefunde. Diese Daten führen die Autoren zur Schlussfolgerung, eine strukturmodifizierende Wirkung der intraartikulären Hyaluronsäure könnte am Kniegelenk möglich sein, und dass dies durch weitere, geeignete Studien erhärtet werden muss.

Therapeutischer Nutzen der i. a. Hyaluronsäure-Therapie für Patienten mit Arthrose Übersicht bei Knöpfel, 2002

- Beschwerdelinderung
- Funktionsverbesserung
- gute Verträglichkeit ohne systemische unerwünschte Wirkungen
- Verbesserung der Lebensqualität

Die Kosteneffektivität der i. a. Hyaluronsäure-Therapie von Patienten mit Gonarthrose wurde im Rahmen mehrerer Gesundheitssysteme untersucht und von den Autoren als günstig beurteilt. Im Rahmen des deutschen Systems gelangten Allhoff und Graf von der Schulenburg (1998) zu dem Fazit: Die Therapie mit i. a. Hyaluronsäure ist – durch Einsparungen bei der Begleittherapie und bei Arbeitsausfallkosten – nicht teurer, aber wirksamer als die alleinige Standardtherapie. Derzeit wird die Hyaluronsäure-Therapie von den Kostenträgern der GKV nicht als Therapiemaßnahme erstattet, so dass sie im Rahmen einer ambulanten Behandlung oft nur auf Kosten der Patienten (individuelle Gesundheitsleistung = IGEL) durchgeführt werden kann.

Verträglichkeit

Die Verträglichkeit i. a. Hyaluronsäure-Injektionen ist gut: Bei ca. 5-10 % der behandelten Patienten treten meist leichte, passagere, sich spontan zurückbildende und folgenlose lokale unerwünschte Reaktionen (Rötungen, Schwellungen, Schmerzen) auf. Systemische Nebenwirkungen und Wechselwirkungen sind nicht bekannt.
Strikte Asepsis bei der i. a. Injektion und eine adäquate Injektionstechnik erlauben demnach eine weitgehend komplikationsfreie Behandlung mit diesem Wirkprinzip. Die geringfügigen Risiken der invasiven Maßnahme sind gegen den zu erwartenden therapeutischen Nutzen für den Patienten (Tabelle „Therapeutischer Nutzen der i. a. Hyaluronsäure-Therapie für Patienten mit Arthrose") abzuwägen.

VERGLEICH ZWISCHEN I. A. HYALURONSÄURE UND I. A. KORTIKOSTEROIDEN

Zur differentialtherapeutischen Abwägung zwischen i. a. Kortikosteroiden und i. a. Hyaluronsäure gilt auf empirischer Wissensbasis: Kortikosteroide werden eher bei schmerzhafter, ausgeprägt entzündlich aktivierter Arthrose eingesetzt, da sie in diesen Fällen besonders schnell wirken. Hyaluronsäure wird eher bei schmerzhafter, aber nicht ausgeprägt aktivierter Arthrose injiziert.
Die gleichzeitige i. a. Gabe eines Kortikosteroids und i. a. Hyaluronsäure wird mangels aussagefähiger wissenschaftlicher Studien nicht befürwortet. Sie sollte zugunsten einer der klinischen Situation angepassten therapeutischen Abfolge – bei Aktivierung zunächst Kortikosteroid, im Abstand von einigen Tagen dann Hyaluronsäure – bzw. einer indikationsgerechten Differenzialtherapie aufgegeben werden.

Vergleichsstudien

Gonarthrose

Systematische Literaturreviews von Hochberg (2000) sowie Stove und Puhl (1999) zur i. a. Hyaluronsäure-Therapie der Gonarthrose gelangten nach Auswertung der bis dahin vorliegenden Vergleichsstudien zu der Schlussfolgerung, dass Kortikosteroide einen länger anhaltenden Effekt haben. Neuere Vergleichsstudien weisen auf eine mittelfristig beständigere Wirkung der i. a. Hyaluronsäure bei Gonarthrose hin (Tabelle „Vergleichsstudien zwischen i. a. Kortikosteroid- und i. a. Hyaluronsäure-Injektionen bei Gonarthrose").

Vergleichsstudien zwischen i. a. Kortikosteroid- und i. a. Hyaluronsäure-Injektionen bei Gonarthrose

Literatur	n (Pat.)	Wirksamkeit und Verträglichkeit
Caborn et al., 2004	n = 215	› maximale Schmerzlinderung unter Triamcinolonhexacetonid nach 1-2 Wochen, unter Hyaluronsäure (HS) nach 12 Wochen › nach 12 und 26 Wochen signifikant stärkere Schmerzlinderung beim Gehen, bessere allgemeine Einschätzung des Patienten (VAS) und besserer WOMAC-Score unter HS › 15 Studienabbrecher unter Steroid, keiner unter HS › Verträglichkeit beider ähnlich
Leopold et al., 2003	n = 100	› kein signifikanter Unterschied bei der Gesamtbewertung von Schmerzlinderung und Funktion nach 6 Monaten zwischen i. a. Betamethason-Natriumphosphat/-Acetat und i. a. HS › signifikante Schmerzlinderung nur durch HS › signifikant bessere Wirkung beider Verfahren bei Männern als bei Frauen
Tasciotaoglu und Oner, 2003	n = 60 (nur Frauen)	› nach 4 Wochen signifikanter Rückgang aller Schmerzparameter (VAS in Ruhe, bei statischer Belastung, beim Gehen) und des Lequesne-Index zur Baseline ohne signifikanten Gruppenunterschied › nach 3 Monaten signifikanter Vorteil in den genannten Parametern zugunsten HS, der nach 6 Monaten nicht mehr bestand › beide Verfahren gut verträglich

Kritisch zu hinterfragen ist, wie sinnvoll der Therapievergleich zwischen i. a. Kortikosteroid- und i. a. Hyaluronsäure-Injektionen bei Gonarthrose wie auch anderen Arthroselokalisationen tatsächlich ist.

Arthrose des Trapeziometakarpalgelenks

Ein degenerativ verändertes Daumensattelgelenk (Rhizarthrose) kann Schmerzen und eine schwere Störung der Handfunktion verursachen. Stahl et al. (2005) gaben 52 Patienten mit Daumensattelgelenksarthrose (Grad II) in einer prospektiven und randomisierten, offenen Fallkontroll-Studie i. a. Injektionen mit Methylprednisolon bzw. Hyaluronsäure. Beide Gruppen erlebten eine vergleichbare Schmerzlinderung nach 1 Monat. In der Kortikosteroid-Gruppe verbesserte sich die Griffstärke kontinuierlich, in der Hyaluronsäure-Gruppe war sie erst nach 6 Monaten verbessert. Hyaluronsäure war effektiver in der Verbesserung einer Reihe von Funktionen der Feinmotorik.

Spondylarthrose der Facettengelenke

Fuchs et al. (2005) berichteten in einer randomisierten, kontrollierten, Untersucher-geblindeten Studie über 60 Patienten mit chronischen, nicht radikulären Schmerzen im Bereich der LWS, bei denen drei „Etagen“ der Facettengelenke (S1-L5, L5-L4, L4-L3) unter CT-Kontrolle entweder mit i. a. Triamcinolonacetonid oder i. a. Hyaluronsäure behandelt wurden. Insgesamt waren die Ergebnisse bezüglich der Verbesserung der Schmerzintensität (VAS), der Einschränkungen funktioneller Alltagsfähigkeiten (Roland Morris Questionnaire), der Leistungsfähigkeit im Beruf und bei sportlichen Aktivitäten (Low Back Outcome Score) und der gesundheitsbezogenen Lebensqualität (SF-36) in beiden Gruppen vergleichbar und zeigten keine statistisch signifikanten Unterschiede.

LITERATUR

Allhoff P, Graf von der Schulenburg JM. Cost-effectiveness of conservative therapy of knee joint osteoarthritis. Z Orthop 1998;136:288-92.

Altman RD, Moskowitz R. Intraarticular sodiumhyaluronate (Hyalgan) in the treatment of patients with osteoarthritis of the knee: A randomized clinical trial. J Rheumatol. 1986;25:2203-12.

American College of Rheumatology Subcommittee on Osteoarthritis Guidelines. Recommendations for the medical management of osteoarthritis of the hip and the knee. Arthritis Rheum. 2000;43:1905-15.

Asari A, Miyauchi S, Matsuzaka S et al. Molecular weight-dependent effects of hyaluronate on the arthritic synovium. Arch Histol Cytol. 1998;61:125-35.

AWMF online – Leitlinien der Deutschen Gesellschaft für Orthopädie und Traumatologie (DGOT) und des Berufsverbandes der Ärzte für Orthopädie (BVO). Empfehlung des deutschsprachigen Arbeitskreises für Krankenhaushygiene: Intraartikuläre Punktionen und Injektionen. Stand 13.07.1998. awmf@uni-duesseldorf.de.

Bellamy N, Campbell J, Robinson V, Gee T, Bourne R, Wells G. Viscosupplementation for the treatment of osteoarthritis of the knee. The Cochrane Database of Systematic Reviews 2005, Issue 2. Art. No.: CD005321. DOI: 10.1002/14651858.CD005321.

Bragantini A, Molinaroli F: A pilot clinical evaluation of the treatment of hip osteoarthritis with hyaluronic acid. Current Therapeutic Research 55 (1994) 319-330

Bulgen DY, Binder AI, Hazleman BL, Dutton J, Roberts S. Frozen shoulder: prospective clinical study with an evaluation of three treatment regimens. Ann Rheum Dis. 1984;43:353-60.

Caborn D, Rush J, Lanzer W, Parenti D, Murray C; Synvisc 901 Study Group. A randomized, single-blind comparison of the efficacy and tolerability of hylan G-F 20 and triamcinolone hexacetonide in patients with osteoarthritis of the knee. J Rheumatol. 2004 Feb;31:333-43.

Carette S, Moffet H, Tardif J et al.. Intraarticular corticosteroids, supervised physiotherapy, or a combination of the two in the treatment of adhesive capsulitis of the shoulder: a placebo-controlled trial. Arthritis Rheum. 2003;48:829-38.

Conrozier T, Vignon E. Is there evidence to support the inclusion of viscosupplementation in the treatment paradigm for patients with hip osteoarthritis? Clin Exp Rheumatol. 2005;23:711-6.

Dieppe PA, Sathapatayavongs B, Jones HE, Bacon PA, Ring EF. Intraarticular steroids in osteoarthritis. Rheumatol Rehabil. 1980;19:212-7.

Förster KK, Enderlein L, Koppelberg T. Intraartikuläre Hyaluronsäure-Injektionen zur symptomatischen Therapie der Koxarthrose. Orthop Praxis. 2006;42:121-5.

Förster KK, von Zezschwitz W, Dittmar K. Intraartikuläre Hyaluronsäure (GO-ON/GO-ON mini) in der Akut-Behandlung von Arthrosen kleiner Gelenke. Osteologie. 2006;15(Suppl 1):91.

Fuchs S, Erbe T, Fischer HL, Tibesku CO. Intraarticular hyaluronic acid versus glucocorticoid injections for nonradicular pain in the lumbar spine. J Vasc Interv Radiol. 2005;16:1493-8.

Gaffney K, Ledingham J, Perry JD. Intra-articular triamcinolone hexacetonide in knee osteoarthritis: factors influencing the clinical response. Ann Rheum Dis. 1995;54:379-81.

Grifka J, Müller-Ladner U. Medikamentöse Therapie bei Arthrose. Aktueller Stand. Orthopäde. 2004;33:809-15.

Guarda-Nardini L, Masiero S, Marioni G. Conservative treatment of temporomandibular joint osteoarthrosis: intra-articular injection of sodium hyaluronate. J Oral Rehabil. 2005;32:729-34.

Guidolin DD, Pasquali Ronchetti I, Lini E, Frizziero L. Morphological analysis of articular cartilage biopsies from a randomized, clinical study comparing the effects of 500-730 kDa sodium hyaluronate (Hyalgan) and methylprednisolone acetate on primary osteoarthritis of the knee. Osteoarthritis Cartilage. 2001;9:371-81.

Hatz HJ. Glucocorticoide: Immunologische Grundlagen, Pharmakologie und Therapierichtlinien. 2. Aufl. Stuttgart: Wissenschaftliche Verlagsgesellschaft mbH; 2005.

Hochberg MC. Role of intra-articular hyaluronic acid preparations in medical management of osteoarthritis of the knee. Semin Arthritis Rheum. 2000;30(2 Suppl 1):2-10.

Huskisson EC, Donelly S. Hyaluronic acid in the treatment of osteoarthritis of the knee. Rheumatology. 1999;38:602-7.

Jackson DW, Evans NA, Thomas BM. Accuracy of needle placement into the intra-articular space of the knee. J Bone Joint Surg. 2002;84:1522-7.

Jones A, Doherty M. Intra-articular corticosteroids are effective in osteoarthritis but there are no clinical predictors of response. Ann Rheum Dis. 1996;55:829-32.

Joshi R. Intraarticular corticosteroid injection for first carpometacarpal osteoarthritis. J. Rheumatol. 2005;32:1305-6.

Jubb RW, Piva S, Beinat L, Dacre J, Gishen P. A one-year, randomised, placebo (saline) controlled clinical trial of 500-730 kDa sodium hyaluronate (Hyalgan) on the radiological change in osteoarthritis of the knee. Int J Clin Pract. 2003;57:467-74.

Kemper F, Gebhardt U, Meng T, Murray C. Tolerability and short-term effectiveness of hylan G-F 20 in 4253 patients with osteoarthritis of the knee in clinical practice. Curr Med Res Opin. 2005;21:1261-9.

Knöpfel S, Noack W, Hrsg. Blickpunkt Hyaluronsäure. Stuttgart: Aesopus Verlag; 2002.

Kullenberg B, Runesson R, Tuvhag R, Olsson C, Resch S. Intraarticular corticosteroid injection: pain relief in osteoarthritis of the hip? J Rheumatol. 2004;31:2265-8.

Leopold SS, Redd BB, Warme WJ, Wehrle PA, Pettis PD, Shott S. Corticosteroid compared with hyaluronic acid injections for the treatment of osteoarthritis of the knee. A prospective, randomized trial. J Bone Joint Surg Am. 2003;85-A:1197-203.

Listrat V, Ayral X, Patarnello F, Bonvarlet JP, Simmonet J et al. Arthroscopic evaluation of potential structure modifying activity of hyaluronan (Hyalgan) in osteoarthritis of the knee. Osteoarthritis Cartilage. 1997;5:153-60.

Lo GH, LaValley M, McAlindon T et al. Intra-articular hyaluronic acid in the treatment of knee osteoarthritis. JAMA. 2003;290:3115-21.

Moskowitz RW. Hyaluronic acid supplementation. Curr Rheumatol Rep. 2000;2:466-71.

Neustadt DH. Long-term efficacy and safety of intra-articular sodium hyaluronate (Hyalgan) in patients with osteoarthritis of the knee. Clin Exp Rheumatol. 2003;21:307-11.

Pasquali Ronchetti I, Guerra D, Taparelli F, Boraldi F, Bergamini G, Mori G, Zizzi F, Frizziero L. Morphological analysis of knee synovial membrane biopsies from a randomized, clinical study comparing the effects of sodium hyaluronate (Hyalgan) and methylprednisolone acetate (Depomedrol) in osteoarthritis. Rheumatology. 2001;40:158-69.

Pendleton A, Arden N, Dougados M et al. EULAR-Richtlinien für die Behandlung von Kniegelenksarthrose: Bericht der Arbeitsgruppe des Standing Committees for International Clinical Studies Including Therapeutic Trials (ESCISIT). J Miner Stoffwechs. 2003;3:23-31.

Peyron JG. Intraarticular hyaluronan injections in the treatment of osteoarthritis: State-of-the-art review. J Rheumatol. 1993;20(S 39):10-5.

Pitsillides AA, Will RK, Bayliss MT, Edwards JC. Circulating and synovial fluid hyaluronan levels. Effects of intraarticular corticosteroid on the concentration and the rate of turnover. Arthritis Rheum. 1994;37:1030-8.

Puhl W, Bernau A, Böhle E et al. Ambulante Diagnostik und Therapie der Gonarthrose. Z Orthop. 2000;138:85-93.

Ravaud P, Moulinier L, Giraudeau B et al. Effects of joint lavage and steroid injection in patients with osteoarthritis of the knee: results of a multicenter, randomized, controlled trial. Arthritis Rheum. 1999;42:475-82.

Raynauld JP, Buckland-Wright C, Ward R et al. Safety and efficacy of long-term intraarticular steroid injections in osteoarthritis of the knee: a randomized, double-blind, placebo-controlled trial. Arthritis Rheum. 2003;48:370-7.

Raynauld JP, Torrance GW, Band PA et al.; Canadian Knee OA Study Group. A prospective, randomized, pragmatic, health outcomes trial evaluating the incorporation of hylan G-F 20 into the treatment paradigm for patients with knee osteoarthritis (Part 1 of 2): clinical results. Osteoarthritis Cartilage. 2002;10:506-17.

Schleifer J, Fenzl G, Wolf A, Diehl K. Treatment of lumbar facet joint syndrome by CT-guided infiltration of the intervertebral joints. Radiologe. 1994;34:666-70.

Shibata Y, Midorikawa K, Emoto G, Masatoshi N. Clinical evaluation of sodium hyaluronate for the treatment of patients with rotator cuff tear. J Shoulder Elbow Surg. 2001;10:209-16.

Shimizu C, Yoshioka M, Coutts RD et al. Long-term effects of hyaluronan on experimental osteoarthritis in the rabbit knee. Osteoarthritis Cartilage. 1998;6:1-9.

Shrader MW, Draganich LF, Pottenger LA, Piotrowski GA. Effects of knee pain relief in osteoarthritis on gait and stairstepping. Clin Orthop Relat Res. 2004;(421):188-93.

Smith MM, Ghosh P. The synthesis of hyaluronan by human synovial fibroblasts is influenced by the nature of the hyaluronate in the extracellular environment. Rheum Int. 1987;7:113-22.

Stahl S, Karsh-Zafrir I, Ratzon N, Rosenberg N. Comparison of intraarticular injection of depot corticosteroid and hyaluronic acid for treatment of degenerative trapeziometacarpal joints. J Clin Rheumatol. 2005;11:299-302.

Stove J, Puhl W. Overview of clinical and experimental use of hyaluronic acid in gonarthrosis. Z Orthop 1999;137:393-9.

Stove J, Schoniger R, Huch K, Brenner R, Gunther KP, Puhl W, Scharf HP. Effects of dexamethasone on proteoglycan content and gene expression of IL-1beta-stimulated osteoarthrotic chondrocytes in vitro. Acta Orthop Scand. 2002;73:562-7.

Talke M, Dobner P, Naserke K. Eine neue Option bei der Arthrose des Daumensattelgelenks: intraartikuläre Hyaluronsäure. Orthopädische Praxis. 2002;38:495-501.

Tamai K, Mashitori H, Ohno W, Hamada J, Sakai H, Saotome K. Synovial response to intraarticular injections of hyaluronate in frozen shoulder: a quantitative assessment with dynamic magnetic resonance imaging. J Orthop Sci. 2004;9:230-4.

Tasciotaoglu F, Oner C. Efficacy of intra-articular sodium hyaluronate in the treatment of knee osteoarthritis. Clin Rheumatol. 2003;22:112-7.

Tehranzadeh J, Booya F, Root J. Cartilage metabolism in osteoarthritis and the influence of viscosupplementation and steroid: a review. Acta Radiol. 2005;46:288-96.

Waddell DD, Bricker DC. Clinical experience with the effectiveness and tolerability of hylan G-F 20 in 1047 patients with osteoarthritis of the knee. J Knee Surg. 2006;19:19-27.

Young L, Katrib A, Cuello C et al. Effects of intraarticular glucocorticoids on macrophage infiltration and mediators of joint damage in osteoarthritis synovial membranes: findings in a double-blind, placebo-controlled study. Arthritis Rheum. 2001;44:343-50.

Therapie der Arthrose mit nichtsteroidalen Antirheumatika (NSAR)

CHRISTOPH ERGGELET, GERHARD L. BACH

EINLEITUNG

Arthrosen - degenerative („verschleißbedingte") Erkrankungen synovialer Gelenke - gehen primär vom hyalinen Knorpel aus. Ihre Ätiologie ist höchst unterschiedlich und ihre Pathogenese weitgehend ungeklärt. Als Ursache der degenerativen Veränderungen am Knorpel wird heute jedoch das Zusammenwirken von genetischen, biomechanischen, metabolischen und biochemischen Faktoren angenommen (Mankin und Brandt, 1992). Der degenerative Prozess verläuft in der Regel langsam progredient und betrifft mit zunehmendem Alter nicht allein die Knorpel-, sondern auch die Knochenstruktur eines oder mehrerer Gelenke mit zunehmender Deformierung (Grifka, 1994).

Am häufigsten sind Knie, Hüften und Wirbelsäule sowie die Fingergelenke betroffen (Tabelle „Übersicht der Arthrose(n) nach ihrer lokalen Manifestation"). Bei über 65-Jährigen stellen Arthrosen heute die hauptsächliche Ursache körperlicher Behinderungen dar, klinisch äußern sie sich durch Schmerzen und Empfindlichkeit, Steife und Bewegungseinschränkung des betroffenen Gelenks. Gelegentlich kommt es zu Gelenkergüssen und lokal entzündlichen Reaktionen unterschiedlichen Ausmaßes (sogenannte „aktivierte Arthrose" nach Otte), die sich jedoch nicht systemisch manifestieren.

Übersicht der Arthrose(n) nach ihrer lokalen Manifestation

- Arthrose des Kniegelenks (Gonarthrose)
- Arthrose des Hüftgelenks (Coxarthrose)
- Arthrose der Wirbelsäule (Spondylose, Spondylochondroe, Spondylarthrose)
- Fingerpolyarthrosen (Heberden-, Bouchard-, Rhizarthrose)
- Arthrose der großen Zehe
- Arthrosen anderer Lokalisation

Die primäre, konservative Behandlung der Arthrose - mit dem Ziel der Beseitigung des Schmerzes, der Verminderung der entzündlichen Schwellung (aktivierte Arthrose) und der Besserung der Lebensqualität - erfolgt rein symptomatisch als Monotherapie oder in Form der Kombination physikalischer, physiotherapeutischer, orthopädietechnischer und medikamentöser Maßnahmen. Unter Letzteren sind als symptommodifizierende Pharmaka vor allem die nichtsteroidalen Antirheumatika (NSAR) von großer Bedeutung, nichtselektive ebenso wie auch COX-2-selektive Hemmer.

NICHTSELEKTIVE NICHTSTEROIDALE ANTIRHEUMATIKA (NICHTSELEKTIVE NSAR)

Nichtsteroidale Antirheumatika (NSAR; engl.: nonsteroidal antiinflammatory drugs) werden bei der (aktivierten) Arthrose wegen ihres pharmakologischen Spektrums von antientzündlicher, analgetischer und antipyretischer Aktivität eingesetzt. Es handelt sich dabei um eine Arzneimittelgruppe, die keine Verwandtschaft mit der chemischen Struktur der Kortikosteroide (daher „nichtsteroidale" Antirheumatika bzw. Antiphlogistika) aufweist. Chemisch besteht ein schwacher Säurecharakter. Sie verringern den Arthroseschmerz, reduzieren die Entzündung der aktivierten Arthrose und verbessern dadurch die Gelenkfunktion (Towheed und Hochberg, 1997).

Seit über hundert Jahren klinisch-therapeutisch eingesetzt, wurde ihr grundlegender Wirkungsmechanismus erstmals von Vane (1971) beschrieben. Demnach hemmen NSAR das Enzym Cyclooxygenase (COX), welches über die Arachidonsäure die Synthese zyklischer Endoperoxidasen katalysiert und zur Produktion endogener Prostaglandine führt. Klinisch haben NSAR besonders bei der aktivierten Form der Arthrose einen unbestreitbar hohen symptomatisch-therapeutischen Wert. In niedriger Dosierung vermitteln sie eine effektive Analgesie, indem sie die Prostaglandinsensibilisierung der Schmerzrezeptoren peripherer Nerven hemmen (Lim et al., 1964). In höherer Dosierung entfalten sie ihre antientzündliche Wirkung. NSAR werden gewöhnlich nach ihrer Molekülstruktur eingeteilt (Tabelle „Chemische Einteilung nichtsteroidaler Antirheumatika"). Einige Autoren teilen die NSAR auch in Salicylat- und Nichtsalicylat-NSAR ein. Salicylate können acetyliert oder nichtacetyliert sein.

Chemische Einteilung nichtsteroidaler Antirheumatika
(Präparatebeispiele und Tageshöchstdosis; nach „Rote Liste 2006")

Chemie (Derivate)	Chemische Kurzbezeichnung	Präparate-beispiel	Tages-höchstdosis
Salicylsäure-Derivate	Acetylsalicylsäure	Aspirin	3 g
Heterozyklische Enole	Azapropazon	Prolixan	1 800 mg
Pyrazolone	Phenylbutazon	Ambene	600 mg
Oxicame	Piroxicam	Felden	20 mg
	Lornoxicam	Telos	16 mg
	Meloxicam	Mobec	15 mg
Arylessigsäure (Fenacverbindungen)	Aceclofenac	Beofenac	200 mg
	Acematacin	Rantudil	180 mg
	Bufexamac	Bufexamac	lokal
	Diclofenac	Voltaren	150 mg
	Indometacin	Amuno	150 mg
	Proglumetacin	Protaxon	1 200 mg

⟶

Arylpropionsäure (Profene)	Ibuprofen	Brufen	2 400 mg
	Ketoprofen	Alrheumun	300 mg
	Naproxen	Proxen	1 250 mg
	Tiaprofen	Surgam	600 mg

Pharmakologie: Alle NSAR werden komplett absorbiert und fest an Albumin gebunden. Ihr First-pass-Lebermetabolismus ist geringfügig. Die Halbwertzeiten sind variabel. Demnach können NSAR grobschematisch nach ihren kurzen, mittellangen, langen und sehr langen Halbwertzeiten eingeteilt werden (Tabelle „Klassische NSAR in der Einteilung nach der Halbwertzeit").

Klassische NSAR in der Einteilung nach der Halbwertzeit

Kurze Halbwertzeit (1-5 h):
Diclofenac, Ibuprofen, Indometacin, Fenoprofen, Flurbiprofen, Indoprofen, Ketoprofen, Acemetacin, Lonazolac, Meclofenamin-, Flufenamin- und Nifluminsäure, Etodolac, Tiaprofensäure, Tolmetin

Mittlere Halbwertzeit (6-12 h):
Proglumetacin, Diflunisal, Fenbufen, Azapropazon

Längere Halbwertzeit (12-24 h):
Naproxen, Meloxicam, Nabumeton, Sulindac

Sehr lange Halbwertzeit (>24 h):
Piroxicam, Isoxicam, Tenoxicam, Bumadizon, Mofebutazon, Pyrazinobutazon, Suxibuzon, Oxaprozin, Oxyphenbutazon, Phenylbutazon

In der Bewertung der Toxizität und der therapeutischen Reaktion auf ein bestimmtes NSAR muss u. a. die Anflutungszeit zur Erreichung einer Steady-state-Plasmakonzentration (das etwa 3-5-fache der Halbwertzeit) beachtet werden. Die Toxizität (Beispiel: gastrointestinale Nebenwirkungen) kann unterschiedlich sein, basierend auf dem Ausmaß der enterohepatischen Zirkulation.

Bei der Auswahl eines NSAR müssen die individuellen Risikofaktoren eines Patienten für die Entstehung bzw. Auslösung von Nebenwirkungen und die Art der Metabolisierung der Substanz in Betracht gezogen werden. So können z. B. (mögliche) Vorteile in Form einer besseren Compliance bei Einnahme langzeitwirksamer NSAR durch höhere gastrointestinale Toxizität im Rahmen einer hohen enteropathischen Zirkulation des entsprechenden Medikaments zunichte gemacht werden. Für ältere Patienten wäre es daher besser, ein NSAR mit kurzer Halbwertzeit und ohne enteropathische Zirkulation auszuwählen. Schließlich sollte beim Älteren auch eine möglichst niedrige Dosis gegeben werden.

Es wurde bereits darauf hingewiesen, dass die primäre Wirkung der NSAR in der Hemmung der

Cyclooxygenase (Prostaglandinsynthese) und damit in der Beeinträchtigung der Transformation von Arachidonsäure zu Prostaglandinen, Prostacyclin und Thromboxanen und ihrer Rolle im Entzündungsprozess besteht (Vane, 1971). Das Ausmaß der Hemmung durch die verschiedenen NSAR ist variabel. Die COX-1-Hemmung erhöht das Risiko gastrointestinaler Nebenwirkungen. Die antientzündliche Wirkung der NSAR ist dagegen das Ergebnis einer COX-2-Hemmung. Diese Hypothese basiert auf der Erfahrung, dass die beiden stärksten Hemmer von COX-1, nämlich Aspirin und Indometacin, auch die schwersten Nebenwirkungen am Gastrointestinaltrakt verursachen können (Lanza et al., 1990).

Die Wirksamkeit von NSAR in der Behandlung der Arthrosesymptome, insbesondere der Schmerzen, wurde in einer Vielzahl placebokontrollierter Studien nachgewiesen, ein „überlegenes" NSAR scheint es jedoch für die Arthrosebehandlung nicht zu geben (Furst 1994). Allerdings sind einige NSAR, z. B. Ketoprofen und Piroxicam, mit einem erheblich größeren Risiko für gravierende Nebenwirkungen am Gastrointestinaltrakt assoziiert als andere nichtselektive Antiphlogistika. Leitlinien für die Therapie der Knie- und Hüftgelenkarthrose wurden vom American College of Rheumatology 1995 erarbeitet (und 2000 aktualisiert) und berücksichtigen NSAR entsprechend ihrer therapeutischen Bedeutung ebenso wie die Leitlinien für die Therapie der Gonarthrose der EULAR (Jordan et al., 2003).

Die Behandlung der Arthrose mit nichtselektiven NSAR wird intermittierend und in der niedrigsten, analgetisch effektiven Dosis empfohlen. Die Empfehlung hängt mit dem Konzept zusammen, dass die Arthrose eine primär nichtentzündliche Krankheit ist. Allerdings gilt heute als gesichert, dass die Arthrose sowohl in ihrer Frühform als auch in ihrem schon längeren Bestehen eine entzündliche Komponente (aktivierte Arthrose nach Otte) aufweist (Spector et al., 1997). Daraus darf gefolgert werden, dass für die Schmerzbekämpfung der Arthrose häufig NSAR in „entzündlicher" Dosierung eingesetzt werden müssen. Zu Bedenken gibt allerdings eine randomisierte klinische Studie mit Arthrosepatienten, die vor einem operativen Eingriff, einer Hüftarthroplastik, standen. In diesem Krankengut wurde Azapropazon, ein schwacher Prostaglandinsynthesehemmer, mit Indometacin, einem starken Prostaglandinsynthesehemmer, verglichen. Patienten in letzterer Gruppe entwickelten röntgenologisch eine ausgedehntere Verschlechterung des Hüftgelenks (Rashad et al., 1989).

Unerwünschte Wirkungen der nichtselektiven NSAR:
Für die medikamentöse Behandlung der (aktivierten) Arthrose sind NSAR unentbehrlich. Sie besitzen aber auch ein weites Spektrum von Nebenwirkungen (Tabelle „Nebenwirkungen der nichtselektiven nichtsteroidalen Antiphlogistika").

Nebenwirkungen der nichtselektiven nichtsteroidalen Antiphlogistika (nach Zeidler 1989)

Häufigkeit	Organsystem	Nebenwirkungen
Häufig	Magen-Darm-Trakt	Magenschmerzen, Übelkeit, Erbrechen, Durchfälle, Obstipation, Ulkus, Blutungen ⟶

Häufig	Zentralnervensystem	Kopfschmerzen, Benommenheit, Müdigkeit, Verwirrtheit, Seh- und Hörstörungen
	Haut	Pruritus, Exanthem, allergische Hautreaktionen, Foto-Sensibilisierung
	Niere	Wasser- und NaCl-Retention, Ödeme
Selten	Blutbildende Systeme	Leukopenie, Thrombozytopenie, aplastische Anämie
	Leber	toxische Leberschädigung
	Bronchialsystem	Bronchospastik, Asthma, Infiltrate mit Eosinophilie
	Schilddrüse	Struma

Viele unerwünschte Wirkungen der NSAR hängen mit ihrem hauptsächlichen Wirkungsmechanismus, nämlich der Hemmung der beiden Isoformen der Cyclooxygenasen, zusammen. Eine Herausstellung eines „sichersten NSAR“ ist daher nicht möglich. So wurde die Verwendung von Ibuprofen, wie bereits angeführt, von vielen Klinikern als „sicher“ betrachtet. Mit der Steigerung seiner Dosierung zur besseren antiphlogistischen Wirksamkeit nimmt aber auch seine Toxizität zu. Auch für die anderen NSAR gilt, je höher die Dosis, um so mehr Nebenwirkungen. Die im Zusammenhang mit den nichtselektiven NSAR beobachteten Nebenwirkungen manifestieren sich bevorzugt am Gastrointestinaltrakt und reichen von geringen dyspeptischen Beschwerden und Bauchschmerzen bis zu gastroduodenalen Ulzerationen und deren Komplikationen wie Blutungen und Ulkusperforationen. Nach zahlreichen Untersuchungen kann davon ausgegangen werden, dass 22 bis 68 % der Patienten unter NSAR-Langzeittherapie Schleimhauterosionen, Ulzerationen, Perforationen und Blutungen erleiden (Literatur bei: Monographia Rheumatologica 1, Arthrotec. EULAR-Verlag Basel, 1995).

Auch der distale Dünndarm und der Dickdarm bleiben von Nebenwirkungen der NSAR nicht verschont (Kaufman et al., 1996; Lang et al., 1988; Huber et al., 1991). Die Ileocoecalgegend kann eine ganze Reihe von Läsionen wie Erosionen, Ulzera, Strikturen, Perforationen und Veränderungen, die zu Obstruktionen führen, aufweisen (Lang et al., 1988; Huber et al., 1991).

Ein akutes Nierenversagen kann unter jedem nichtselektiven NSAR vorkommen (Patrono und Dunn, 1987). Weitere renale Folgen einer NSAR-Toxizität sind das nephrotische Syndrom, die interstitielle Nephritis und die membranöse Nephropathie (Clive und Stoff, 1984). Unter täglicher Einnahme von NSAR über mehr als ein Jahr besteht wahrscheinlich die Gefahr einer chronischen Erkrankung der Niere. Möglicherweise spielt hier eine Papillennekrose eine Rolle, wie sie bei anderen Analgetika gesehen wird.

Kardiovaskuläre Risiken in Form von „leicht" dekompensiertem Herzversagen sind nicht ungewöhnlich, aber NSAR sind nicht Erstverursacher einer Herzinsuffizienz. Sie können jedoch eine bereits vorhandene Herzschwäche verschlechtern. Ein 10-facher Anstieg von sich verschlimmernder Herzinsuffizienz unter NSAR wurde bei älteren Personen beobachtet, die sich in stationäre Behandlung begeben mußten. Die Dosierung des verordneten NSAR in der Woche vor der Hospitalisierung war ausschlaggebend (Page und Henry, 2000). Hohes Risiko besteht bei Personen mit Hyponatriämie. Ein signifikanter Unterschied zwischen den verschiedenen NSAR wie Diclofenac, Ibuprofen, Naproxen und Indometacin wurde nicht gefunden.

Erhöhte Transaminasen unter der Behandlung mit nichtselektiven NSAR (v. a. Diclofenac) stellen relativ häufige Befunde dar. Leberversagen ist jedoch selten (Rostom et al., 2005).

Nur selten verursachen NSAR pulmonale Probleme (v. a. Aspirin-like Asthma), auch Nebenwirkungen am blutbildenden System sind nicht häufig. Es handelt sich um Leukopenie (Neutropenie) mit einer Häufigkeit unter 1 %. V. a. Phenylbutazon und seltener Indometacin können Knochenmarksversagen (z. B. aplastische Anämie) auslösen (Strom et al., 1993).

Infolge Hemmung von COX-1 und damit Verminderung der Thromboxan A2-Produktion kann eine Thrombozytopenie entstehen. NSAR sollten bei Patienten mit einem Thrombozytendefekt wie bei Urämie oder von-Willebrand-Jürgens-Syndrom und bei Thrombozytopenie vermieden werden.

Wichtig ist die Erkennung von Nebenwirkungen der NSAR am Zentralnervensystem. Es handelt sich dabei um das Vorkommen von aseptischer Meningitis, Psychosen und Wahrnehmungsstörungen (Hoppmann et al., 1991; Simon und Mills, 1980). Psychosen und Wahrnehmungsstörungen, besonders unter der Einnahme von Indometacin, kommen häufiger bei älteren Personen vor. In der Geriatrie ist Indometacin daher mit Vorsicht und Dosisanpassung (Reduktion) einzusetzen. Eine aseptische Meningitis kann bei jedem Patienten unter der Einnahme eines NSAR vorkommen, am häufigsten kommt diese unerwünschte Wirkung bei Patienten mit Lupus erythematodes unter der Behandlung mit Phenylpropionsäurederivaten wie Ibuprofen oder Naproxen vor. Tinnitus kann ebenfalls unter der Einnahme von NSAR, ganz besonders aber unter hohen Dosen Aspirin auftreten. Nebenwirkungen der NSAR am Auge sind klinisch unbedeutend. Es handelt sich dabei um NSAR-Kristalleinlagerungen in der Cornea.

Nebenwirkungen der NSAR an der Haut wie Urtikaria und morbiliforme Hautausschläge sind nicht so selten. Selten sind schwere, lebensbedrohliche Reaktionen wie die toxische epidermale Nekrolyse und das Stevens-Johnson-Syndrom. Nach einer Untersuchung von 373 Fällen und 1720 Kontrollen war das Risiko für die genannten beiden Nebenwirkungen bei Oxicamen (Piroxicam und Tenoxicam) am höchsten. Hoch war dieses Risiko auch unter Diflunisal, Sulindac, Oxaprozin und Etodolac. Diclofenac und Ibuprofen waren weniger und Ketoprofen kaum riskant (Mockenhaupt et al., 2003).
Eine weitere Nebenwirkung von NSAR an der Haut kann unter Sonneneinstrahlung in Form von Bläschenbildungen (Pseudoporphyrie) auftreten.

NSAR in der Schwangerschaft und Stillzeit

NSAR haben bisher beim Menschen keine teratogene Nebenwirkung gezeigt. Trotzdem wird empfohlen, während einer Schwangerschaft am besten von der Einnahme von NSAR abzusehen, da die Sicherheit dieser Substanzen in kontrollierten Studien noch nicht ergiebig untersucht wurde. Die Einnahme von Antiphlogistika kann jedoch mit einer Häufung von Fehlgeburten einhergehen. Es wird daher empfohlen, dass eine längere Einnahme von NSAR und Aspirin zu einem frühen Zeitpunkt der Schwangerschaft oder bei Planung einer Schwangerschaft vermieden wird.

Die Hemmung der Prostaglandinsynthese durch NSAR, und besonders durch Aspirin, kann einen verfrühten Verschluss des Ductus arteriosus (Botalli) bewirken (Heymannn, 1986; Simon und Mills, 1980). Persistierender pulmonaler Hochdruck beim Neugeborenen, Verlängerung der Schwangerschaft und des Geburtsvorganges sind möglich. Mit der Entbindung kann es bei der Mutter zum Blutverlust und zur Anämie kommen. NSAR sollten daher Schwangeren in möglichst niedriger Dosierung verordnet und in der 8. Woche vor dem erwarteten Geburtstermin abgesetzt werden (Ostensen, 1994; Ostensen und Ostensen, 1996).

NSAR werden in der Muttermilch in sehr kleinen Mengen sezerniert und sind daher nicht gefährlich. Gleiches gilt auch für die Salicylate.

Interaktionen der NSAR mit anderen Pharmaka

Neben den beschriebenen Nebenwirkungen spielen bei der Anwendung der NSAR deren Interaktionseigenschaften mit anderen Pharmaka eine große Rolle. Die Risiken bei gleichzeitiger Gabe von Phenprocoumon (Marcumar) bzw. Warfarin (Coumadin) und NSAR sind bekannt (Tabelle „Interaktionen nichtselektiver nichtsteroidaler Antirheumatika (Antiphlogistika) mit den Antikoagulanzien Marcumar und Coumadin"). So muss wegen der Möglichkeit einer klinisch relevanten Interaktion unter der Gabe von Acetylsalicylsäure in höheren Dosen, Phenylbutazon und Derivate eine Anpassung des Antikoagulans unter der üblichen sorgfältigen Beobachtung des Patienten erfolgen (Fenner, 1984).

Interaktionen nichtselektiver nichtsteroidaler Antirheumatika (Antiphlogistika) mit den Antikoagulanzien Marcumar und Coumadin (nach Fenner 1984)

Risikoreich (Dosisanpassung erforderlich)
in Kombination mit: Acetylsalicylsäure (in hohen Dosen), Azapropazon, Phenylbutazon und Derivate bzw. Salze

Risikoarm
in Kombination mit: Acemetacin, Diclofenac, Fenbufen, Flurbiprofen, Ibuprofen, Indometacin, Proglumetacin, Indorofen, Ketoprofen, Naproxen, Piroxicam, Sulindac, Tiaprofensäure, Tolmetin

Eine Interaktion bestimmter NSAR besteht auch mit oralen Antidiabetika (Fenner 1984). Acetylsäure in höheren Dosen, Phenylbutazon, Oxyphenbutazon und Azapropazon interagieren mit Tolbutamid, Glibenclamid und Glibizid (Tabelle „Interaktionen nichtselektiver nichtsteroidaler Antirheumatika mit oralen Antidiabetika").

Interaktionen nichtselektiver nichtsteroidaler Antirheumatika mit oralen Antidiabetika (nach Fenner 1984)

Risikoreich (Dosisanpassung erforderlich)
in Kombination mit: Acetylsalicylsäure (in hohen Dosen), Azapropazon, Phenylbutazon und Derivate bzw. Salze

Risikoarm
in Kombination mit: Acemetacin, Diclofenac, Fenbufen, Indometacin, Proglumetacin, Indoprofen, Ketoprofen, Naproxen, Piroxicam, Sulindac, Thiaprofensäure, Tolmetin

Weitere Interaktionen nichtselektiver nichtsteroidaler Antirheumatika sind in der Tabelle „Interaktionen nichtselektiver nichtsteroidaler Antirheumatika" zusammengefasst.

Interaktionen nichtselektiver nichtsteroidaler Antirheumatika

NSAR mit kurzer Halbwertzeit:	**Interaktion**
Fenoprofen	Aspirin und Phenobarbital vermindern Fenoprofenspiegel, vermindert die Wirkung von Furosemid, höheres Risiko renaler Schädigung unter Diuretika
Ibuprofen	Erhöht Digoxinspiegel, erhöht Prothrombinzeit unter Warfarin, erhöht Lithium- und Methotrexatspiegel, vermindert die Wirkung der Diuretika
Indometacin	Probenecid erhöht Indometacinspiegel, vermindert die Diurese unter Furosemid, erhöht den Lithiumspiegel, vermindert die Wirkung von Antihypertensiva
Ketoprofen	Probenecid erhöht Ketoprofenspiegel, erhöht das Risiko renaler Schäden unter Diuretika, erhöht die Prothrombinzeit unter Warfarin
Meclofenamat	Erhöht die Prothrombinzeit unter Warfarin, erhöht den Blutverlust unter Aspirin
Tolmetin	Erhöht den Methotrexatspiegel, erhöht die Prothrombinzeit unter Warfarin
NSAR mit mittlerer Halbwertzeit:	**Interaktion**
Diclofenac	Erhöht Wirkung hypoglykämer Substanzen, erhöht Prothrombinzeit unter Warfarin, erhöht Methotrexat-, Digoxin- und Lithiumspiegel, vermindert die Diurese unter Furosemid, vermindert die Wirkung der Diuretika, erhöht den Serum-Kaliumspiegel ⟶

Etodolac	Antacida vermindern den Etodolacspiegel, unter Diuretika erhöhtes Risiko von Nierenschäden, erhöht Methotrexat, Digoxin- und Lithiumspiegel
Flurbiprofen	Flurbiprofenspiegel durch Aspirin vermindert, vermindert den antihypertensiven Effekt der Betablocker, erhöht Prothrombinzeit unter Warfarin
Naproxen	Probenecid erhöht Naproxenspiegel, erhöht Prothrombinzeit unter Warfarin, erhöht Methotrexat- und Lithiumspiegel, unter ACE-Hemmern erhöhte Gefahr der Nierenschädigung
Sulindac	Diflunisal vermindert Sulindacspiegel, Probenecid erhöht Sulindacspiegel, unter Dimethylsulfoxid (DMSO) periphere Neuropathie
NSAR mit langer Halbwertzeit:	**Interaktion**
Nabumeton	Unter Diuretika erhöhtes Risiko renaler Schädigung, erhöht Prothrombinzeit unter Warfarin
Oxaprozin	Unter Diuretika erhöhtes Risiko renaler Schädigung
Piroxicam	Cimetidin erhöht Piroxicamspiegel, unter Diuretika erhöhtes Risiko renaler Schädigung, erhöht Lithiumspiegel, Aspirin vermindert Piroxicamspiegel

Die klinisch oft erwünschte Hemmung der Thrombozytenaggregation durch Acetylsalicylsäure dient der Prävention kardiovaskulärer Erkrankungen. Die thrombozytenaggregationshemmende Wirkung von Aspirin kann durch nichtselektive NSAR wie Ibuprofen und Naproxen abgeschwächt werden (Catella-Lawson et al., 2001; Capone et al., 2005). Diese pharmakodynamische Interaktion wird mit COX-2-selektiven Substanzen, Paracetamol oder Diclofenac nicht beobachtet.

Die Forschungsaktivitäten richteten sich in den letzten Jahren verstärkt auf die Suche nach wirksamen NSAR mit verbesserter gastrointestinaler Verträglichkeit. Vor der Empfehlung, NSAR grundsätzlich mit protektiven Substanzen (Antazida, H2-Antagonisten, Protonenpumpenhemmer etc.) einzunehmen bzw. vor der Entwicklung der selektiven Cyclooxygenasehemmer war ein richtungweisender Schritt die Weiterentwicklung des damaligen Standard-NSAR Indometacin durch Veränderung seiner Molekülstruktur: Im NSAR Proglumetacin liegt Indometacin als antirheumatisch wirkende Komponente über Piperazin molekular an Proglumid (als gastroprotektiv und Cholezystokinin-antagonistisch wirkender Komponente) gebunden vor (Rovati et al., 1979 u. 1983; Förster und Bach, 2006).

Proglumetacin ist damit ein NSAR „mit aktivem Magenschutz“, das darüber hinaus eine vorteilhafte mittellange Halbwertzeit besitzt und sich durch eine große therapeutische Breite auszeichnet.

In umfangreichen klinischen Doppelblind- und Langzeitstudien bei Patienten mit verschiedenen Erkrankungen des rheumatischen Formenkreises zur Beurteilung der Wirksamkeit sowie in kontrollierten Untersuchungen mit endoskopischer Beurteilung konnten - bei mindestens vergleichbarer Wirksamkeit wie Standard-NSAR – eine gute gastrointestinale Verträglichkeit von Proglumetacin objektiviert werden (Förster und Bach, 2006).

COX-2-SELEKTIVE NICHTSTEROIDALE ANTIRHEUMATIKA (COXIBE)

Mit der Entdeckung, dass es zwei verwandte COX-Isoenzyme gibt, COX-1 und COX-2, begann die Entwicklung präferenzieller und sogar selektiver COX-2-Hemmer mit der Hoffnung auf eine verträglichere NSAR-Therapie. COX-1 ist in den meisten Geweben vorhanden. Es dient als „housekeeping“ Enzym der Regulierung normaler zellulärer Prozesse wie Zytoprotektion in der Magenmukosa, vaskuläre Homeostase, Plättchenaggregation und Nierenfunktion. COX-2 ist konstitutiv u. a. im Gehirn, Nieren, Knochen und den weiblichen Fortpflanzungsorganen (Dubois et al., 1998) vorhanden.
Die unterschiedliche Wirkung eines NSAR auf ein Isoenzym der Cyclooxygenase reflektiert Aktivität und Toxizität. Das perfekte NSAR wäre demnach eine Substanz, welche die induzierbare COX-2-Isoform und damit die Entzündung hemmt, die konstitutive COX-Iso-1-Form jedoch nicht beeinträchtigt, was einer Verminderung der Toxizität gleich käme. Hauptsächlicher Nutzen der selektiven COX-2-Hemmer sind ihre analgetischen und antientzündlichen Eigenschaften, die nichtselektiven NSAR vergleichbar sind. Gleichzeitig verursachen sie weniger Nebenwirkungen im oberen und unteren Gastroduodenaltrakt. Ein protektiver Effekt auf das Kolon-Karzinom wird postuliert.

Auch zur Wirksamkeit der selektiven COX-2-Hemmer bei der Arthrose liegen klinische Studien vor. Vom Einsatz dieser Substanzen wird eine Reduzierung der gastrointestinalen Toxizität, wie sie für die nichtselektiven NSAR so häufig und typisch ist, erwartet (Fries et al., 1991). Ein selektiver COX-2-Hemmer wurde in einer Multicenterstudie bei 672 Patienten mit Cox- und Gonarthrose eingesetzt. Nach 6 Wochen Behandlung zeigte sich eine Überlegenheit des COX-2-Hemmers gegenüber Placebo (Ehrich et al., 1997). In einer 2-wöchigen Studie wurden 293 Patienten mit schmerzhafter Kniearthrose mit Celecoxib vs. Placebo behandelt. Celecoxib besserte den Schmerz (visuelle Analogskala) und bewirkte eine signifikante Besserung der Lebensqualität der Betroffenen (Zhao et al., 1997).

Hauptsächlicher Nutzen der selektiven COX-2-Hemmer (Tabelle „Selektive COX-2-Hemmer“) sind ihre analgetischen und antientzündlichen Eigenschaften, die nichtselektiven NSAR vergleichbar sind.
Gleichzeitig verursachen sie weniger Nebenwirkungen im Gastroduodenaltrakt. Ein protektiver Effekt auf das Kolon-Karzinom wird postuliert.

Mehrere klinische Untersuchungen mit COX-2-Hemmern bei Arthrosen und anderen rheumatischen Erkrankungen beweisen in der Tat die Wirksamkeit und Verminderung von Nebenwirkungen am Gastrointestinaltrakt (Simon et al., 1999; Emery et al., 1999; Silverstein et al., 2000; Bensen et al., 1999; van der Saag et al., 2000; Cannon et al., 2000; Day et al., 2000; Gibofsky et al., 2003; Kivitz et al., 2004; Wiesenhutter et al., 2005).

Selektive COX-2-Hemmer

Chemie	Präparatenamen	Höchstdosis mg/Tag
Celecoxib	Celebrex	400
Etoricoxib	Arcoxia	60
Lumiracoxib	Prexige	400

Einige schon lange bekannte NSAR können unter die „relativ selektiven" COX-2-Hemmer eingereiht werden, da sie COX-2 mehr hemmen als COX-1. Hierzu gehören Nabumeton (Roth 1996), Etodolac und Meloxicam (Patrignani et al., 1994). Die relative Gastroprotektion von Nabumeton hängt nach aller Wahrscheinlichkeit mit seiner Prodrug-Form (MNA) zusammen, die kein starker Hemmer der Cyclooxygenase ist. Mit höheren Nabumetondosen kommt es zu einer besseren antiphlogistischen Wirksamkeit, aber auch das Risiko für gastroduodenale Ulzera nimmt zu. Gleiches gilt auch für Etodolac und Meloxicam (Yocum et al., 2000; Singh et al., 2004).

Kardiovaskuläre Nebenwirkungen selektiver COX-2-Hemmer

Die selektive COX-2-Hemmung ist assoziiert mit einer verminderten Prostaglandin I2 (PGI2 oder Prostacyclin)-Produktion durch Gefäßendothel mit nur geringer Hemmung der prothrombotischen Plättchen-Thromboxan-A2-Ausschüttung (Caughey et al., 2001). Diese Reduzierung der Prostacyclin-Aktivität führt möglicherweise zur Beschädigung des Gefäßendothels (Cheng et al., 2002).

Celecoxib zeigte in einer größeren Studie im Vergleich zu Rofecoxib ein signifikant niedrigeres Risiko von nichtletalen Myokardinfarkten (Kimmel et al., 2005). Ein gleiches Bild ergab sich in vergleichenden Untersuchungen von Celecoxib gegen Ibuprofen oder Diclofenac (Silverstein et al., 2000). In einem Zeitraum von 12 Monaten war das Auftreten von Myokardinfarkten, Schlaganfällen, Infarkten und/oder Angina pectoris in beiden Gruppen gleich niedrig (White et al., 2003).
Rofecoxib wurde 2004 vom Markt genommen, nachdem in einer 3-Jahresstudie bei familiärer Polyposis coli an 2 585 Patienten unter Rofecoxib gegen Placebo eine erhöhte Rate kardiovaskulärer Ereignisse gefunden wurde (Bresalier et al., 2005). Eine Metaanalyse von 18 Studien mit über 25 000 Probanden ergab ein zweimal höheres Risiko für Herzinfarkt in der Verumgruppe. Mit höherer Rofecoxib-Dosierung nahm das Risiko noch weiter zu (Juni et al., 2004). Valdecoxib und sein Prodrug Parecoxib verursachten gegenüber Placebo ein signifikant höheres Risiko bei Patienten nach Bypasschirurgie (Nussmeier et al., 2005).

Lumiracoxib war in der TARGET-Studie über ein Jahr an über 18 000 Patienten mit Arthrosen hinsichtlich kardiovaskulärer Vorkommnisse im Vergleich zu Naproxen oder Ibuprofen nicht signifikant verschieden (Farkouh et al., 2004).

Der Einfluss von NSAR auf die kardiale Schutzwirkung von Aspirin (gegen die Entstehung eines Myokardinfarktes) wurde in einer randomisierten Studie über 5 Jahre klinisch an über 22 000 Ärzten geprüft (Kurth et al., 2003). Als Ergebnis zeigte sich, dass die reguläre tägliche, aber nicht die intermittierende Einnahme von NSAR den protektiven Effekt von Aspirin beeinträchtigte. In einer placebokontrollierten klinischen Langzeituntersuchung mit Naproxen und Celecoxib zur Prävention von Morbus Alzheimer kam es bei etwa 2 400 Personen im Alter von 70 und mehr Jahren zu einer Häufung kardiovaskulärer und cerebrovaskulärer Erkrankungen unter Naproxen, nicht unter Placebo und Celecoxib (NIH: Use of nonsteroidal antiinflammatory drugs suspended in large Alzheimer's disease prevention trial, 2005).

Zusammenfassend darf festgestellt werden, dass alle Coxibe im Vergleich zu Placebo in Langzeitstudien ein erhöhtes kardiovaskuläres Risiko aufzeigen. Aktuelle unabhängige Analysen aller Originalstudiendaten zu den Coxiben und den aktiven Vergleichsubstanzen zeigen, dass auch für Diclofenac und Ibuprofen, aber nicht für hochdosiertes Naproxen das kardiovaskuläre Risiko wie bei den Coxiben erhöht ist (Kearney, 2006).

Bei älteren Menschen (66 Jahre und höher) muss überdies unter der Therapie mit nichtselektiven NSAR (und Rofecoxib), weniger unter niedrigdosiertem Celecoxib, auf das Auftreten einer akuten Herzinsuffizienz geachtet werden (Hudson et al., 2005).

Sowohl nichtselektive NSAR als auch selektive COX-2-Hemmer können den Blutdruck erhöhen. Dies konnte in einer Metaanalyse von 19 Studien mit über 45 000 Patienten besonders für Rofecoxib nachgewiesen werden (Aw et al., 2005). Weitere Untersuchungen unter Celecoxib und Rofecoxib bei älteren Arthrosepatienten unter blutdrucksenkenden Medikamenten zeigten eine Verschlechterung der Blutdruckwerte unter Rofecoxib (Whelton et al., 2001). Eine weitere Studie kam zum gleichen Ergebnis (Wolfe et al., 2004). Besonders bei älteren Personen konnte unter Rofecoxib ein Bluthochdruck vermehrt ausgelöst werden (Solomon et al., 2004).

Die Entstehung von Ödemen an den unteren Extremitäten wurde bei Patienten mit 1 bis 10 % unter selektiven COX-2-Hemmern und nichtselektiven NSAR gleich häufig beobachtet. Im Vergleich zu Celecoxib war jedoch unter der Einnahme von Rofecoxib das Auftreten von peripheren Ödemen signifikant höher (Caughey et al., 2001; Whelton et al., 2001; Wolfe et al., 2004; Bombardier et al., 2000; Alsalameh et al., 2003; Curtis et al., 2004).

Einige Nebenwirkungen der selektiven COX-2-Substanzen müssen noch in weiteren Untersuchungen abgeklärt werden. Hierzu gehört die seltene Beobachtung einer aseptischen Meningitis (Bonnel et al., 2002). Weiterhin gehören hierher Schilderungen irreversibler und temporärer Erblindungen, Farbsehen und andere Sehstörungen, die sowohl in einigen Fällen unter Celecoxib als auch unter Rofecoxib vorkamen. Nach Absetzung des auslösenden COX-2-Hemmers kam die Sehkraft in den meisten Fällen wieder zurück (Coulter et al., 2003).

Die molekularen Strukturen von Celecoxib und Valdecoxib enthalten einen Sulfonamidanteil. Rofecoxib enthielt einen Sulfonanteil. Aufgrund der Molekularstrukturen wurde für Celecoxib ein vermehrtes Auftreten allergischer Reaktionen (vom Sulfonamidtyp) erwartet, was jedoch nach etlichen Untersuchungen ausblieb (Shapiro et al., 2003; Patterson et al., 1999). Allerdings wurde unter Celecoxib über einen tödlich verlaufenden Fall von leukozytoklastischer Vaskulitis mit Urtikaria, palpabler Purpura, Angioödem und Hautnekrosen gefolgt von Multiorganversagen berichtet (Schneider et al., 2002). Valdecoxib löste in einigen Fällen anaphylaktoide Reaktionen bei Patienten aus, die auf Sulfonamide allergisch waren (FDA Consum 2003; 37:5).Weiterhin verursachte Valdecoxib per se anaphylaktoide Reaktionen Angioödeme, schwere Hautveränderungen wie exfoliative Dermatitis, toxische epidermale Nekrolyse und Stevens-Johnson-Syndrom (The Pink Sheet, 2002). Valdecoxib wurde unter Berücksichtigung von Wirkung und potentiellen Risiken vom Markt genommen.

Patienten, die auf Aspirin oder nichtselektive NSAR eine anaphylaktoide Reaktion hatten, können unter der Therapie mit selektiven COX-2-Hemmern dem gleichen Risiko ausgesetzt sein (Schellenberg und Isserow, 2001).

In Tierexperimenten wird ein negativer Einfluß von Celecoxib, Rofecoxib und nichtselektiven NSAR auf die normale Knochenheilung nach Fraktur angenommen (Simon et al., 2002). Diese Möglichkeit einer ähnlichen Wirkung der COX-2-Hemmer wird für den Menschen bisher kontrovers diskutiert (Bhandary et al., 2003; Bhattacharyya et al., 2005).

Die Wirkung von NSAR auf Proliferation und Matrixsynthese von Chondrozyten ist nicht endgültig geklärt und wird teilweise kontrovers diskutiert. Das gilt insbesonders für die Anwendung von NSAR nach neuen biologischen Verfahren zur Arthrosebehandlung.

Smith et al. (1995) kamen zu dem Resultat einer Proliferationshemmung bei menschlichen Chondrozyten durch Ibuprofen. Dieses Ergebnis zeigte sich jedoch erst bei Anwendung in einer Konzentration, die das 10fache der therapeutischen Synovialkonzentration betrug. Ein toxischer Effekt ist als Ursache möglich. Geringere Konzentrationen hatten im Verlaufe der kurzen Inkubationszeit von nur 3 Tagen keinen signifikanten Einfluß auf die Zellvermehrung. Ein Anstieg in der Synthese von Glykosaminoglykanen (GAG) konnte hingegen bereits bei Verwendung therapeutischer Konzentration festgestellt werden.
ASS wies auch hier ein abweichendes Verhalten auf. Mit steigender Konzentration wurde, ausgehend von einem zunächst chondroneutralen Verhalten, nicht nur das Wachstum, sondern auch die GAG-Synthese gehemmt.
Bulstra et al. (1992) konnten bei Verwendung von Piroxicam schon bei physiologischen Konzentrationen eine Proliferationshemmung nachweisen. Dieses Ergebnis zeigte sich jedoch nur bei einigen der beobachteten Kulturen, während andere unbeeinflusst blieben. Die Dauer der nachfolgend als Proliferationsmarker bestimmten Thymidinaufnahme betrug hier allerdings lediglich 16 Stunden. Es ist denkbar, dass diese Zeit zur genauen Abklärung des Einflusses nicht ausreichend war.
Die Folgen einer längeren Einwirkung des Piroxicams lassen sich anhand dieses Versuches schlecht beurteilen. Gleiches gilt für eine ebenfalls bei einem Teil der Kulturen festgestellte GAG-Synthesehemmung.

Malemud et al. (1977) beschrieben einen solchen Einfluss auf Chondrozyten des Kaninchens. Sie testeten die PG-Klassen E, F und A und kamen zum Resultat einer verminderten Bildung von DNA und Matrixproteinen.

TOPISCHE NSAR

Die topische Anwendung der NSAR ist mit einer wesentlichen Reduzierung der Nebenwirkungen, wie sie mit den oralen Applikationen vorkommen, verbunden. Dies betrifft insbesondere die gastrointestinale und renale Toxizität. Ein gewisses Ausmaß systemischer Effekte kann ihnen auch hinsichtlich der Nebenwirkungen nicht abgesprochen werden. Unter bestimmten Bedingungen und unter Abwägung des Nutzen-Risiko-Verhältnisses kann die Anwendung topischer nichtsteroidaler Antiphlogistika ihre Vorteile aufweisen (Reiter und Bolten, 2002). Sie sind meistens symptomatisch zuverlässig wirksam bei akuten und chronischen Schmerzen u. a. auch der Arthrosen (Moore et al., 1998).

Eine topische Präparation von Diclofenac-Epolamin-Tissugel, das den Wirkstoff kontinuierlich über 12 Stunden hinweg freisetzte, führte nach einer Anwendung über 2 Wochen bei Patienten mit Kniearthrose im Vergleich zu Placebo zu einer erheblichen Besserung der Schmerzen und Mobilität (Dreiser und Tisne-Camus, 1993; Brühlmann und Michel, 2003). In weiteren Studien bei Patienten mit Gonarthrose wurde als topisches NSAR Diclofenac in Dimethylsulfoxid (in niedriger Konzentration) als Vehikel verwendet. Auch in diesen Studien zeigte sich die Wirkung von Diclofenac Placebo überlegen (Roth und Shainhouse, 2004; Bookman et al., 2004; Towheed, 2006). Die Wirkung der topischen Diclofenac-Präparation war ähnlich der oralen Substanz, sie hatte jedoch wesentlich weniger gastrointestinale Nebenwirkungen als letztere (Roth und Shainhouse, 2004; Tugwell et al., 2004). Eine lokale Hautirritation ist die häufigste berichtete Nebenwirkung der topischen Diclofenac-/Dimethylsulfoxide Aufbereitung (Tugwell et al., 2004). Eine positive Bewertung erbrachte auch eine weitere Anwendung einer topischen Diclofenac-Gelpräparation (Grace et al., 1999).

In einer randomisierten, doppelblinden, placebokontrollierten Studie mit 237 Patienten mit Gonarthrose wurde über 4 Wochen die topische Aufbereitung von Eltenac-Gel (Eltenac ist strukturell ähnlich dem Diclofenac) eingesetzt. Bewertet wurde die Schmerzbesserung anhand einer visuellen Analogskala. Nach 4 Wochen wurde „ein Trend" zugunsten von Eltenac-Gel festgestellt. Eine statistische Signifikanz ergab sich jedoch nicht (Sandelin et al., 1997).

Die lokale Wirkung von NSAR scheint von relativ kurzer Dauer zu sein. In einer Metaanalyse von 13 Studien wurden die Daten von fast 2000 Patienten mit Arthrosen, die mit topischen oder oralen NSAR sowie Placebo behandelt worden waren, ausgewertet (Lin et al., 2004). Die topische Applikation war sicherer als die orale Verordnung, aber die Effektivität blieb unter der der oralen NSAR zurück. Im Vergleich zu Placebo waren nach ein bis zwei Wochen unter dem lokalen NSAR Schmerzen und Gelenkfunktion gebessert, aber nach 3 bis 4 Wochen war diese Besserung nicht mehr nachweisbar.

DIE BEHANDLUNG DER (AKTIVIERTEN) ARTHROSE MIT NICHTSELEKTIVEN NSAR/COXIBEN

Eine Vielzahl unterschiedlicher NSAR findet ihren Einsatz in der Therapie der Arthrose, wobei es bis heute grundsätzlich keinen Hinweis dafür gibt, dass ein NSAR bei adäquater Dosierung anderen im Rahmen der Behandlung der Arthrose überlegen wäre. Doch gibt es genügend Erfahrungen dahingehend, dass die individuelle Reaktion des Patienten auf ein NSAR bezüglich Wirksamkeit und Toxizität erhebliche Unterschiede aufweisen kann.

Bei der therapeutischen Selektion des Arztes hat sich daher die Einteilung der klassischen NSAR nach pharmakokinetischen Daten, insbesondere nach der Halbwertzeit, als praktikabel erwiesen. So ist besonders beim älteren Menschen die Verordnung von NSAR oft durch ihre Toxizität (z. B. Bauchschmerzen und gastrointestinale Blutungen, Beeinträchtigung der Funktionen von Leber, Nieren, des Knochenmarks und der Plättchenaggregation sowie ZNS-Störungen) geprägt.

Zumindest bei kurzzeitiger Anwendung haben NSAR demzufolge bei Arthrose einen unbestreitbar hohen symptomatisch-therapeutischen Wert. Besonders die schwächeren Cyclooxygenasehemmer sind in niedriger Dosierung „relativ sicher". Diese Sicherheit verschwindet jedoch, wenn höhere Dosierungen erforderlich sind.

Mit „chronischer" Anwendung nichtselektiver NSAR sind jedoch Nebenwirkungen besonders bei älteren Patienten (>65 Jahre) und bei Patienten mit Magen-Darm-Anamnese sowie mit eingeschränkter Leber- und Nierenfunktion recht häufig. Möglichkeiten zur Prophylaxe der NSAR-induzierten unerwünschten gastrointestinalen Nebenwirkungen am oberen Gastro-Intestinaltrakt können durch die gleichzeitige Verabreichung eines H2-Blockers, besser vielleicht eines Prostaglandin-Analogons Misoprostol oder eines Protonenpumpenhemmers (z. B. Omeprazol) erreicht werden.

Mit COX-2- selektiven NSAR wird - bei guter antiphlogistischer/antirheumatischer Wirksamkeit - die gastrointestinale Sicherheit und Verträglichkeit ganz entschieden verbessert.

Hinweise, nach denen Coxibe dosisabhängig ein potenzielles kardiovaskuläres Risiko besitzen, führten Ende 2004 / Anfang 2005 zur Marktrücknahme von Rofecoxib und Valdecoxib. Celecoxib und Etoricoxib sind als Coxibe weiterhin am Markt. Folgende Indikationseinschränkungen wurden durch die EMEA formuliert: Patienten mit bekannter Erkrankung des Herzens oder cerebrovaskulären Durchblutungsstörungen sollten keinen selektiven COX-2-Hemmer erhalten.

Patienten mit aktivierter Arthrose und gastrointestinalen Risikofaktoren (Alter >65 Jahre, unter Antikoagulanzien, gastrointestinale Blutung in der Anamnese, aktives peptisches Ulkus, Einnahme von Glukokortikoiden) sollen jedoch einen COX-2-Hemmer erhalten, Celecoxib bis zu 200 mg/Tag oder Etoricoxib 60 mg/Tag.

LITERATUR

Alsalameh S, Burian M, Mahr G et al.: Review article: The pharmacological properties and clinical use of Valdecoxib, a new cyclo-oxygenase-2-selective inhibitor. Aliment Pharmacol Ther 2003; 17:489

American College of Rheumatology subcommittee on Osteoarthritis Guidelines: Recommendations for the medical management of osteoarthritis of the hip and knee: 2000 update. Arthritis Rheum 2000; 43:1905

Aw TJ, Haas SJ, Liew D et al.: Metaanalysis of cyclooxygenase-2 inhibitors and their effects on blood pressure. Arch Intern Med 2005; 165:490

Bensen WG, Fiechtner JJ, McMillen JI et al.: Treatment of osteoarthritis with celecoxib, a cyclooxygenase-2 inhibitor: A randomized clinical trial: Mayo Clinic Proc 1999; 74:1095

Bhandary M, Tornetta P, Sprague S et al.: Predictors of reoperation following operative management of fracture of the tibial shaft. J Orthop Trauma 2003; 17:353

Bhattacharyya T, Levin R, Vrahas MS et al.: Nonsteroidal antiinflammatory drugs and nonunion of humeral shaft fractures. Arthritis Rheum 2005; 53:364

Bombardier C, Laine L, Reicin A et al.: Comparison of upper gastrointestinal toxicity of rofecoxib and naproxen in patients with rheumatoid arthritis. VIGOR Sudy Group: N Engl J Med 2000; 343:1520

Bonnel RA, Villalba ML, Karwoski CB et al.: Aseptic meningitis associated with rofecoxib. Arch Intern Med 2002; 162:713

Bookman AA, Williams KS, Shainhouse JZ: Effect of a topical diclofenac solution for relieving symptoms of primary osteoarthritis of the knee: A randomized controlled trial. CMAJ 2004; 171:333

Bresalier RS, Sandler RS, Quan H et al.: Cardiovascular events associated with rofecoxib in a colorectal adenoma chemoprevention trial. N Eng J Med 2005; 352:1092

Brühlmann P, Michel BA: Topical diclofenac patch in patients with knee osteoarthritis: A randomized, double-blind, controlled clinical trial. Clin Exper Rheumatol 2003; 21:193

Bulstra, S.K., Kuijer, R., Buurman, W.A., Terwindt-Rouwenhorst, E., Guelen, P., van der Linden, A.J. (1992) The effect of piroxicam on the metabolism of isolated human chondrocytes, Clin Orthop Rel Res 277: 289-296

Cannon GW, Caldwell JR, Holl P et al.: Rofecoxib, a specific inhibitor of cyclooxygenase-2, with clincal efficacy comparable with that of diclofenac sodium: Results of a one-year, randomized, clinical trial in patients with osteoarthritis of the knee and hip. Rofecoxib Phase III Protocoll 035 Study group. Arthritis Rheum 2000; 43:978

Capone ML, Sciulli MG, Tacconelli S et al.: Pharmacodynamic interaction of naproxen with low-dose aspirin in healthy subjects. J Am Coll Cardiol 2005; 45:1295

Catella-Lawson F, Reilly MP, Kapoor SC et al.: Cyclooxygenase inhibitors and the antiplatelet effect of aspirin. N Eng J Med 2001; 345:1809

Caughey GE, Cleland LG, Penglis PS, et al.: Roles of cyclooxygenase (COX)-1 and COX-2 in prostanoid production by human endothelial cells: selective up-regulation of prostacyclin synthesis by COX-2. J Immunol. 2001 Sep 1;167(5):2831-8

Clive DM, Stoff JS: Renal syndromes associated with nonsteroidal antiinflammatory drugs. N Eng J Med 1984; 310:563

Coulter DM, Clark DW, Savage RL: Celecoxib, rofecoxib, and acute temporary visual impairment. BMJ 2003; 327:1214

Curtis SP, Ng J, Yu Q et al.: Renal effcts of etoricoxib and comparator nonsteroidal antiinflammatory drugs in controlled clinical trials. Clin Ther 2004; 26:70

Day R, Morrison B, Luza A et al.: A randomized trial of the efficacy and tolerability of the COX-2 inhibitor rofecoxib vs. ibuprofen in patients with osteoarthritis. Rofecoxib/Ibuprofen Comparator Study Group. Arch Intern Med 2000; 160:1781

Dreiser RL, Tisne-Camus M: DHEP plasters as a topical treatment of knee osteoarthritis: A double-blind placebo-controlled study. Drugs Exper Clin Res 1993; 117:123

Dubois RN, Abramson SB, Crofford L et al.: Cyclooxygenase in biology and disease. FASEB J 1998; 12:1063

Ehrich E, Schnitzer T, Kivitz A et al.: MK-966, a highly selective COX-2 inhibitor, was effective in the treatment of osteoarthritis (OA) of the knee and in a 6-week placebo controlled study. Arthritis Rheum 1997; 40(Suppl):330a

Emery P, Zeidler H, Kvien TK et al.: Celecoxib versus diclofenac in long-term management of rheumatoid arthritis: Randomized double-blind comparison. Lancet 1999; 354:2106

Farkouh ME, Kirshner H, Harrington et al.: Comparison of lumiracoxib with naproxen and ibuprofen in the Therapeutic Arthritis Research and Gastrointestinal Event Trial (TARGET), cardiovascular outcomes: Randomized controlled trial. Lancet 2004; 364:675

Fitzgerald GA: Coxibs and cardiovascular disease. N Eng J Med 2004; 351:1709

Förster KK, Bach GL: Therapie rheumatisch-orthopädischer Erkrankungen mit Protaxon®/Protaxon® forte: Porträt eines NSAR. Orthop Praxis 42 (2006) 93-97.

Fries JF, Williams CA, Bloch DA: The relative toxicity of nonsteroidal antiinflammatory drugs. Arthritis Rheum 1991; 34:1353

Furst DE: Are there differences among nonsteroidal antiinflammatory drugs? Comparing acetylated salicylates, nonacetylated salicylates and nonacetylated nonsteroidal antiinflammatory drugs. Arthritis Rheum 1994; 37:1

Gibofsky A, Williams GW, McKenna F et al.: Comparing the efficacy of cyclooxygenase inhibitors in treating osteoarthritis: Appropriate trial design considerations and results of a randomized placebo-controlled trial. Arthritis Rheum 2003; 48:3102

Grifka J. Kniegelenksarthrose: Epidemiologie, arthroskopische Therapie, Kernspintomographie, Knieschule. Georg Thieme Verlag, Stuttgart - New York (1994)

Heymann MA.: Non-narcotic analgesics. Use in pregnancy and fetal and perinatal effects. Drugs. 1986;32 Suppl 4:164-76

Hoppmann RA, Peden JG, Ober SK: Central nervous system side effects of nonsteroidal antiinflammatory drugs. Aseptic meningitis, psychosis and cognitive dysfunction. Arch Intern Med 1991; 151:1309

Huber T, Ruchti C, Halter F: Nonsteroidal antiinflammatory drug-induced colonic strictures: A case report. Gastroenterology 1991; 100:1119

Hudson M, Richard H, Pilote L: Differences in outcome of patients with congestive heart failure prescribed celecoxib, rofecoxib or non-steroidal antiinflammatory drugs: Population based study. BMJ 2005; 330:1370

Jordan KM, Arden NK, Doherty M et al.: EULAR Recommendations 2003; an evidence based approach to the management of knee osteoarthritis: Report of a task force of the standing committee for international clinical studies including therapeutic trials (ESCISIT). Ann Rheum Dis 2003; 62:1145

Juni P, Nartey L, Reichenbach S et al.: Risk of cardiovascular events and rofecoxib: Cumulative meta-analysis. Lancet 2004; 364:2021

Kaufman HL, Fischer AH, Carroll et al.: Colonic ulceration associated with nonsteroidal antiinflammatory drugs. Report of three cases. Dis Colon Rectum 1996 ; 39 :705

Kearney PM, Baigent C, Godwin J, Halls H, Emberson JR, Patrono C.(2006) Do selective cyclo-oxygenase-2 inhibitors and traditional non-steroidal anti-inflammatory drugs increase the risk of atherothrombosis? Meta-analysis of randomised trials. BMJ 332 (7553): 1302-1308

Kimmel SE, Berlin JA, Reilly M et al.: Patients exposed to rofecoxib and celecoxib have odds of nonfatal myocardial infarction. Ann Intern Med 2005; 142:157

Kivitz AJ, Greenwald MW, Cohen SB et al.: Efficacy and safety of rofecoxib 12.5 vs. nabumetone 1000 mg in patients with osteoarthritis of the knee: A randomized controlled trial. J Am Geriat Soc 2004; 52:666

Kurth T, Glynn RJ, Walker AM et al.: Inhibition of clinical benefits of aspirin on first myocardial infarction by nonsteroidal antiinflammatory drugs. Circulation 2003; 108:1191

Lang J, Price AB, Levi AJ et al.: Diaphragm disease: Pathology of disease of the small intestine induced by nonsteroidal antiinflammatory drugs. J Clin Pathol 1988; 41:516

Lanza FL, Geis GS, Kochman RL: Misoprostol in preventing aspirin –induced upper GI lesions: Comparison of bid and qid dosing to controlled release (abstract) Gastroenterology 1990; 98:A76

Levesque LE, Brophy JM, Zhang B: The risk for myocardial infarction with cyclooxygenase-2 inhibitors: A population study of elderly adults. Ann Inter Med 2005; 142:481

Lim RKS, Guzman F, Rodger DW et al.: Site of action on narcotic and non-noncotic analgesics determined by blocking bradykinin-evoked visceral pain. Arch Int Pharmacodyn Ther 1964; 152:25

Lin J, Zhang W, Jones A et al.: Efficacy of topical nonsteroidal antiinflammatory drugs in the treatment of osteoarthritis: Meta-analysis of randomized controlled trials. BMJ 2004; 329:324

Malemud, Ch. J., Sokoloff, L. (1977) The effect of prostaglandins on cultured lapine articular chondrocytes. Prostaglandins 13: 845-860

Mankin HJ, Brandt KD: Biochemistry and Metabolism of Articular Cartilage in Osteoarthritis. In: Moskowitz RW, Howell DS, Goldberg VC et al. (Hrsg.) Osteoarthritis, Diagnosis and Management. WB Saunders, Philadelphia 1992

Mockenhaupt M, Kelly JP, Kaufman D et al.: The risk of Stevens-Johnson syndrome and toxic necrolysis associated with nonsteroidal antiinflammatory drugs. A multinational perspective. J Rheumatol 2003 ; 30 :2234

Nussmeier NA, Whelton AA et al.: Complications of the COX-2 Inhibitors and Valdecoxib after cardiac surgery. N Engl J Med 2005; 352:1081-91

Ostensen M: Oprimisation of antirheumatic drug treatment in pregnancy. Clin Pharmacokinet 1994; 27:486

Ostensen M, Ostensen H: Safety of nonsteroidal antiinflammatory drugs in pregnant patients with rheumatic disease. J Rheumatol 1996; 23:1045

Page J, Henry D: Consumption of NSAIDs and the development of congestive heart failure in elderly patients: An underrecognized public health problem. Arch Intern Med 2000; 160:777

Patrignani P, Panara MR, Greco A et al.: Biochemical and pharmacological characterization of the cyclooxygenase activity of human blood prostaglandin endoperoxide synthases. J Pharmacol Exp Ther 1994; 271:1705

Patrono C, Dunn MJ: The clinical significance of inhibition of renal prostaglandin synthesis. Kidney Int 1987; 32:1

Patterson R, Bello AE, Lefkovitz J: Immunologic tolerable profile of celecoxib. Clin Ther 1999; 21:2065

Rashad S, Revell P, Hemingway A et al.: Effect of nonsteroidal antiinflammatory drugs in the course of osteoarthritis. Lancet 1989; 2:519

Reiter S, Bolten W: Topical non-steroidal antirheumatic substances. Z Rheumatol 2002; 61(6):701-2

Rostom A, Goldkind L, Laine L: Nonsteroidal antiinflammatory drugs and hepatic toxicity: A sytemic review of randomized controlled trials in arthritis patients. Clin Gastroenterol Hepatol 2005; 3:489

Roth SH: NSAID gastropathy. A new understanding. Arch Intern Med 1996; 156:1623

Roth SH, Shainhouse JZ: Efficacy and safety of topical diclofenac solution (Pennsaid) in the treatment of primary osteoarthritis of the knee: A randomized, double-blind, vehicle-controlled clinical trial. Arch Intern Med 2004; 164:2017

Rovati AL, Vidal y Plana RR, Casula PL, et al.: Pharma-cological study of a new non-steroidal antiinflammatory drug: protacine (CR 604). Arzneim-Forsch. 29 (1979) 1116-1122.

Rovati A L, Arigoni R, Cifarelli A, et al.: Proglumetacin: rationale and pre-clinical profile. Proc. First Int. Symp. Proglumetacin. Moscow (1983) 5-33.

Saag K van der, Heijde D, Fisher C et al.: Rofecoxib, a new cyclooxygenase-2 inhibitor, shows sustained efficacy, comparable with other nonsteroidal antiinflammatory drugs: A 6-week and a 1-year trial in patients with osteoarthritis. Osteoarthritis Studies Group. Arch Fam Med 2000; 9:1124

Sandelin J, Harilainen A, Crone H, et al.: Local NSAID gel (eltenac) in the treatment of osteoarthritis of the knee. A double blind study comparing eltenac with oral diclofenac and placebo gel. Scand J Rheumatol. 1997;26(4):287-92

Schellenberg RR, Isserow SH: Anaphylactoid reaction to a cyclooxygenase-2 inhibitor in a patient who had a reaction to a cyclooxygenase-1 inhibitor. N Eng J Med 2001; 345:1856

Schneider F, Meziani F, Chartier C et al.: Fatal allergic vasculitis associated with celecoxib. Lancet 2002; 359:852

Shapiro LE, Knowles SR, Weber E et al.: Safety of celecoxib in individuals allergic to sulfonamide: A pilot study. Drug Saf 2003; 26:187

Silverstein FE, Faich G, Goldstein et al: Gastrointestinal toxicity with celecoxib vs. nonsteroidal antiinflammatory drugs for osteoarthritis and rheumatoid arthritis. The CLASS Study: A randomized controlled trial. JAMA 2000; 284:1247

Simon AM, Manigrasso MB, O'Connor JP: Cyclooxygenase-2 function is essential for bone fracture healing. J Bone Miner Res 2002; 17:963

Simon LS, Mills JA: Nonsteroidal antiinflammatory drugs. N Eng J Med 1980; 302:1179

Simon LS, Weaver AL, Graham DY et al.: Antiinflammatory and upper gastrointestinal effects of celecoxib in rheumatoid arthritis: A randomized controlled trial. JAMA 1999; 282:1921

Singh G, Lanes S, Triadafilopoulos G: Risk of serious upper gastrointestinal and cardiovascular thromboembolic complications with meloxicam. Am J Med 2004; 117:100

Smith, R.L., Kajiyama, G., Lane, N.E. (1995) Nonsteroidal antiinflammatory drugs: Effect on normal and Interleukin-1 treated human articular chondrocyte metabolism in vitro, J Rheumatol 22: 1130-1137

Solomon SH, Schneeweiss S, Levin R et al: Relationship between COX-2 specific inhibition and hypertension. Hypertension 2004; 44:140

Spector TD, Hart DJ, Nandra DJ et al: Low-level increases in serum C-reactive protein are present in early osteoarthritis of the knee and predict progressive disease. Arthritis Rheum 1997; 40:723

Strom BL, Carson JL, Schinnar R et al.: Nonsteroidal antiinflammatory drugs and neutropenia. Arch Intern Med 1993; 153:2119

Towheed TE, Hochberg MC: A systemic review of randomized controlled trials of pharmacological therapy in osteoarthritis of the knee, with an emphasis on trial methodology. Semin Arthritis Rheum 1997; 26(5):755-70

Towheed TE: Pennsaid therapy for osteoarthritis of the knee: A systemic review and metaanalysis of randomized controlled trials. J Rheumatol 2006; 33:567

Tugwell PS, Wells GA, Shainhouse JZ: Equivalence study of a topical diclofenac solution (Pennsaid) compared with oral diclofenac in symptomatic treatment of osteoarthritis of the knee: A randomized controlled trial. J Rheumatol 2004; 31:2002

Vane JR: Inhibition of prostaglandin synthesis as a mechanism of action for aspirin-like drugs. Nature 1971; 231:232

Whelton A, Fort JG, Puma JA et al.: Cyclooxygenase-2-specific inhibitors and cardiorenal function: A randomized, controlled trial of celecoxib and rofecoxib in older hypertensive osteoarthritis patients. Am J Ther 2001; 8:85

White WB, Faich G, Borer JS et al.: Cardiovascular thrombotic events in arthritis trial of cyclooxygenase-2 inhibitor celecoxib. Am J Cardiol 2003; 92:411

Wiesenhütter CW, Boice JA, Ko A et al.: Evaluation of the comparative efficacy of etoricoxib and ibuprofen for treatment of patients with osteoarthritis: A randomized, double-blind, placebo-controlled trial. Mayo Clin Proc 2005; 80:470

Wolfe F, Zhao S, Pettitt D: Blood pressure destabilization and edema among 8538 users of celecoxib, rofecoxib and nonselective nonsteroidal antiinflammatory drugs (NSAID) and nonusers of NSAID receiving ordinary clinical care. J Rheumatol 2004; 31:1143

Yocum D, Fleischmann R, Dalgin P et al.: Safety and efficacy of meloxicam in the treatment of osteoarthritis: A 12-week, double-blind, multiple-dose, placebo-controlled trial. Arch Intern Med 2000; 160:2947

Zhao SZ, Hatoum HAT, Hubard RC et al.: Effect of celecoxib, a novel COX-2 inhibitor, on health-related quality of life of patients with osteoarthritis of the knee. Arthritis Rheum 1997; 40 (Suppl):S88

Zeidler H: Therapie rheumatischer Erkrankungen. In: Hartmann F, Wittenborg A, Zeidler H (Hrsg.) Praktische Rheumatologie. Urban und Schwarzenberg, München-Wien-Baltimore 1989

SYSADOA in der Behandlung der (Kniegelenk-)Arthrose

JÜRGEN HEISEL

VORBEMERKUNGEN

Für die symptomatisch-medikamentöse Behandlung schmerzhafter degenerativer Veränderungen der Gelenke, vor allem der Kniegelenke, stehen unterschiedliche Präparategruppen zur Verfügung: Analgetika, die nichtsteroidalen Antirheumatika (NSAR), nichtselektive und COX-2-selektive sowie Kortikoide, die vor allem intraartikulär appliziert werden.

Es gibt eine Reihe von symptom-modifizierenden Medikamenten mit verzögertem Wirkungseintritt, die sogenannten „Slow Acting Drugs in Osteoarthritis" (SYSADOA). Diese sind bisher vor allem bei Arthrosen des Kniegelenks untersucht. Ihre Wirkung auf Schmerz und Funktionsstörung erfolgt ohne Einflussnahme auf die endogene Prostaglandinsynthese. Aufgrund ihrer guten Verträglichkeit sind sie für einen breiten Einsatz auch für die Behandlung älterer und multimorbider Patienten sowie in der Langzeittherapie geeignet.

Zu den oral applizierbaren SYSADOA zählen vor allem **Glucosaminsulfat**, darüber hinaus werden in Deutschland auch Ademetionin sowie Oxaceprol eingesetzt. Im Ausland kommen darüber hinaus Substanzen wie **Chondroitinsulfat, Diacerein** sowie **Avocadoöl-/Sojaöl-Extrakt, ASU**, zur Anwendung (Förster und Heisel, 2004). Intraartikulär applizierte **Hyaluronsäuresalze** werden auch zu den SYSADOA gerechnet.

Chondroitinsulfat besitzt darüber hinaus als Nahrungsergänzungsmittel in einigen Ländern Bedeutung.

Bei den oral zu applizierenden Präparaten liegen für die Wirksamkeit von Glucosaminsulfat bei (Gon-)Arthrose eine Reihe von Studien vor, die die Überlegenheit gegenüber Placebo belegen.

WIRKSUBSTANZ D-GLUCOSAMINSULFAT

D-Glucosaminsulfat (Abbildung) kommt als Aminomonosaccharid „Glucosamin" physiologisch im Bindegewebe des menschlichen Organismus vor, wo es u. a. den wesentlichen Baustein der polymer strukturierten Glykosaminoglykane des Gelenkknorpels und der Synovia darstellt. **Technisch** wird die Wirksubstanz durch salzsauren Aufschluss der chitinhaltigen Schalen von Meeresschalentieren (Crustaceae) gewonnen.

Glucosaminsulfat Strukturformel

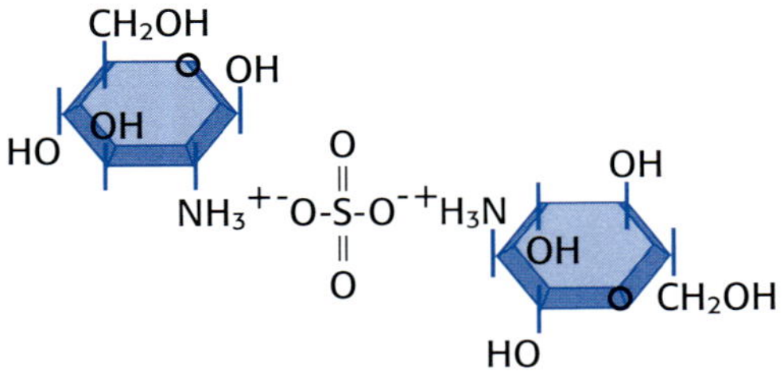

Pharmakologisch stellt das Hexosamin D-Glucosamin (GS) das bevorzugte Substrat für die Biosynthese von Glykosaminoglykanen (Hyaluronsäure, Chondroitin- und Keratansulfat) dar; die Substanz stimuliert anabole Prozesse im Gelenkknorpel, außerdem hemmt sie katabole Mechanismen (Phospholipase A2, Kollagenase) und übernimmt damit insgesamt eine regulierende Funktion im dynamischen Gleichgewicht von Knorpelauf- und Knorpelabbau. Schließlich inhibiert GS - dies COX-unabhängig - entzündliche Gelenkprozesse ebenso wie die Aktivität lysosomaler Enzyme, die Bildung von Peroxid sowie die IL-1ß- und die TNF-α-induzierte NO-Produktion (proinflammatorische Mediatoren) in Kulturen humaner Chondrozyten (Förster und Bach, 2004; Tabelle „In-vitro-Wirkmechanismen von Glucosaminsulfat").

In-vitro-Wirkmechanismen von Glucosaminsulfat

Simulation bzw. Unterstützung anaboler Prozesse

Bevorzugtes Substrat für die Biosynthese der Glykosaminoglykane
Steigerung der Proteoglykansynthese in himanen Chondrozyten
Erhöhung des Einbaus von Prolin und Sulfat in die Knorpelmatrix
Erhöhung der Adhäsion von Chondrozyten an Fibronektin

Inhibition bzw. Hemmung kataboler Prozesse

Hemmung von Stromelysin
Hemmung der Kollagenase- und Phospholipase-A_2-Aktivität
Hemmung der IL-1-und TNF-alpha-induzierten NO-Freisetzung
Hemmung der Aktivität lysosomaler Enzyme und der Peroxid-Bildung
Hemmung der IL-1ß-induzierten NF-$_\kappa$B-Aktivierung

Beeinflussung entzündlicher Prozesse

Antiinflammatorische Wirkung in nicht-spezifischen Entzündungsmodellen
Keine antiinflammatorische Wirkung in spezifischen Entzündungsmodellen
Keine Zyklooxygenase inhibierenden Eigenschaften

Der Wirkungsmechanismus von Glucosaminsulfat ist noch nicht endgültig geklärt. Symptomatische Effekte wurden mit Wirkungen erklärt, die mit dem Gelenkknorpel nicht direkt im Zusammenhang stehen, zum Beispiel mit der Hemmung der Bildung von Superoxidradikalen (Setnikar et al., 1991) oder der Hemmung der Synthese von induzierbarem Stickstoffoxid (Shikham et al., 1999). Die in neueren Studien festgestellten Langzeitwirkungen werden auf den bereits beschriebenen Einfluss der Substanz auf den Knorpelstoffwechsel in vitro zurückgeführt. Dazu gehören auch die Stimulation anaboler Vorgänge wie der Proteoglykansynthese (Bassleer et al., 1998; Dodge et al., 1999) und die Hemmung kataboler Aktivitäten wie der Wirkungen von Matrixmetalloproteasen (Sandy et al., 1998; Buckland-Wright et al., 1999).

Largo et al. (2003) haben in einem humanen arthrotischen Chondrocytenmodell - stimuliert mit proinflammatorischen Cytokinen – untersucht, ob Glucosaminsulfat die NF-κB-Aktivität und die damit verbundene Expression von COX-2, einem NF-κB-abhängigen Gen, modifizieren kann. Nach Stimulation der Chondrocyten mit Interleukin-1ß (IL-1ß) wurde der Effekt auf NF-κB-Aktivierung, Translokation von NF-κB-Untereinheiten, COX-1- und COX-2-Expression und Synthese sowie die Prostaglandin-E2-Konzentration untersucht. Die Resultate zeigten eine signifikante dosisabhängige Inhibierung der NF-κB-Aktivität und nukleären Translokation der NF-κB-Untereinheiten p50 und p65. Weiterhin wurde nach IL-1ß-Stimulation durch Glucosaminsulfat die Genexpression und die Proteinsynthese von COX-2 inhibiert. Es wurde kein Effekt auf die COX-1-Synthese gesehen. Die in der Studie verwendeten Glucosaminsulfat-Konzentrationen, die den beschriebenen Effekt gezeigt hatten, betrugen 0,2-2 mM. Die in-vitro verwendeten Glucosaminsulfat-Konzentrationen entsprachen der Größenordnung in aktuellen Bioverfügbarkeitsuntersuchungen festgestellten **Plasmakonzentrationen** im Steady State nach oraler Applikation von ca. 10 μM (1790 ng/ml) (Persiani et al, 2005).

Lokale inflammatorische Prozesse sind Komponenten einer klinisch relevanten Arthrose. Die Synovialflüssigkeit arthrotischer Patienten enthält eine erhöhte IL-1ß-Konzentration (Wood et al., 1983). IL-1ß induziert eine Reihe von Vorgängen, die zu einer Knorpelschädigung führen können. Largos Studie hat gezeigt, dass Glucosaminsulfat mit IL-1ß-induzierte proinflammatorische Reaktionen durch Inhibierung des intra-zellulären Signalwegs über NF-κB hemmen kann.

Intrazellulärer Signalweg NF-κB

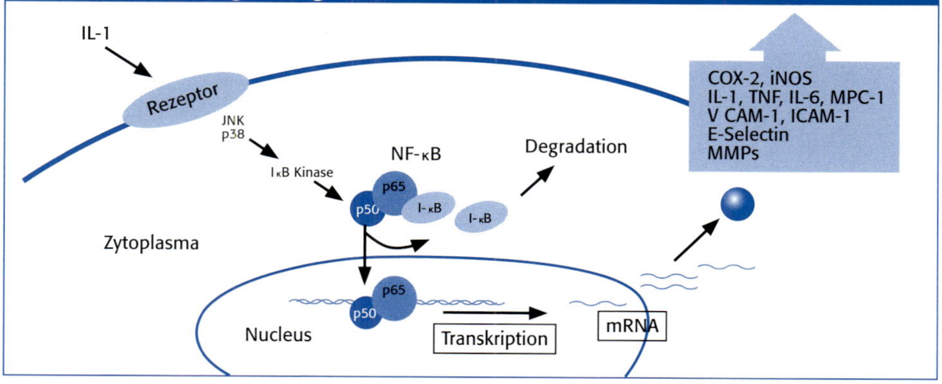

Pharmakokinetik beim Menschen

In einer aktuellen Studie (Persiani et al., 2005) wurden die orale Bioverfügbarkeit sowie die Pharmakokinetik von Glucosaminsulfat (kristallines D-Glucosaminsulfat der Rottapharm) untersucht. Bis dahin war auf Grund nicht zur Verfügung stehender geeigneter Methoden eine direkte Bestimmung von Glucosamin im Plasma mit ausreichender Spezifität und Sensitivität nicht möglich.

Frühere Untersuchungen (Setnikar et al., 2001) haben Pharmakokinetik und Metabolismus von oral verabreichtem Glucosamin mit 14C-markiertem Glucosamin in Ratte und Mensch untersucht. Obwohl diese Studien weitgehende Informationen zu Resorption, Verteilung und Elimination der Radioaktivität geliefert haben, war es nicht möglich, zwischen unverändertem Glucosamin oder Metaboliten zu unterscheiden.
Persiani et al. haben eine neue bioanalytische Methode entwickelt, die Flüssigkeitschromatographie (LC) und Massenspektroskopie (MS) verbindet. Mit Hilfe dieser spezifischen validierten LC-MS/MS-Methode kann unverändertes Glucosamin in biologischen Flüssigkeiten (hier: Plasma) bestimmt werden.

In der Untersuchung mit 12 gesunden Probanden (6 Frauen und 6 Männer) wurde die Dosisproportionalität im Steady-State untersucht. Über 3 Tage wurden einmal täglich die Dosierungen 750 mg, 1 500 mg und 3 000 mg verabreicht. Vorab wurden die endogenen Glucosaminspiegel bestimmt; sie lagen im Bereich von 10,4 - 204 ng/ml bei niedriger intraindividueller Variabilität (Abbildung „Mittlere Glucosamin-Plasmakonzentration im Steady State nach wiederholter Gabe"). Glucosamin wurde nach Verabreichung rasch resorbiert und die Pharmakokinetik war im Dosisbereich von 750 mg bis 1 500 mg linear, nicht aber im Bereich von 3 000 mg, wo die Konzentrations-Zeitprofile geringer waren. Die Plasmaspiegel erreichten mehr als das 30-fache der endogenen Basalspiegel, wobei der Peak im Fall der 1 500 mg-Dosis im Bereich von 10 µM lag. Die Eliminationshalbwertzeit konnte auf Grund des Steady-State-Designs nur geschätzt werden. Sie liegt bei 15 Stunden.

Mittlere Glucosamin-Plasmakonzentration im Steady State nach wiederholter Gabe (Tagesdosis von 750, 1 500 und 3 000 mg, n=12 für jede Dosierung)

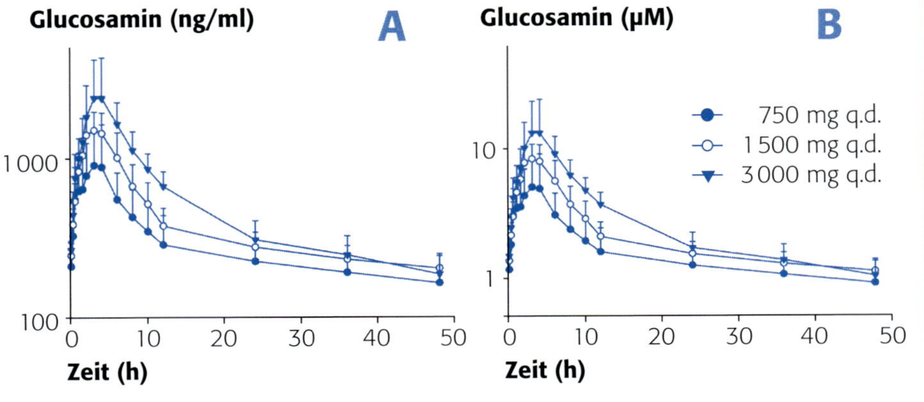

Diese Studie, die die Glucosaminspiegel direkt im Plasma bestimmt hat und die Kinetik von Glucosamin beim Menschen zeigt, stützt die Standard-Dosierung von 1 500 mg pro Tag, die in den klinischen Wirksamkeitsstudien angewendet wurde.

Wirksamkeit von D-Glucosamin bei Kurzzeit- und Langzeittherapie

Die klinische Relevanz der experimentellen Daten von D-Glucosaminsulfat zeigt sich in mehreren kontrollierten, doppelblinden, randomisierten Studien, die heutigen wissenschaftlichen Anforderungen genügen. Die Abschlußberichte dieser Studien (Reichelt et al., 1994; Noack et al., 1994; Müller-Faßbender und Bach, 1994) führten Im Jahre 1992 in Deutschland zu einer positiven Monographie durch das Bundesgesundheitsamt.

Im Rahmen dieser Studien mit über 600 Gonarthrose-Patienten, die über 4 - 6 Wochen mit D-Glucosamin behandelt wurden, wurde der Nachweis der Wirksamkeit für die Kurzzeittherapie im Sinne einer positiven Beeinflussung der Arthrosesymptomatik für die Parameter Schmerz und Funktion, basierend im Wesentlichen auf dem validierten Lequesne-Index (Lequesne et al., 1987) erbracht.

Glucosamin vs. NSAR

In die Doppelblindstudie von Müller-Faßbender und Bach waren 199 Patienten mit OA des Kniegelenks aufgenommen worden (mittleres Alter 54 Jahre, 48 % Frauen) und randomisiert oral 4 Wochen lang entweder mit 1 500 mg Glucosaminsulfat/Tag oder 1 200 mg Ibuprofen/Tag behandelt worden. Hauptzielkriterium für die Berechnung der Ansprechrate auf die Behandlung war der modifizierte Lequesne Algofunctional Index (LI) zusammen mit der globalen Beurteilung der Wirksamkeit durch den Prüfer.

Ergebnisse: Sowohl Glucosaminsulfat als auch Ibuprofen senkten den LI nach 4 Wochen um 40 %. Es waren keine signifikanten Unterschiede zwischen den Gruppen festzustellen (Abbildung „Lequesne Index gemessen in wöchentlichen Intervallen in der Glucosaminsulfat- und Ibuprofen-Patientengruppe").

Lequesne Index gemessen in wöchentlichen Intervallen in der Glucosaminsulfat- und Ibuprofen-Patientengruppe

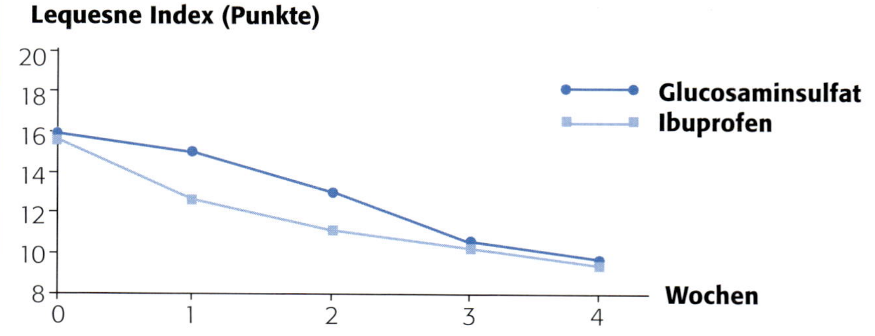

Die Responderrate betrug 48 % unter Glucosaminsulfat und 52 % unter Ibuprofen (p = 0,67). Wenngleich Ibuprofen eine raschere Wirkung zeigte, war der Beginn der Wirkung von Glucosaminsulfat ebenfalls innerhalb von 2 Behandlungswochen festzustellen.

Unerwünschte Ereignisse wurden als Nebenzielvariable erfasst. Glucosaminsulfat wurde signifikant besser vertragen als Ibuprofen. Die Inzidenz unerwünschter Ereignisse betrug bei den Patienten unter Glucosaminsulfat 6 %, bei den Patienten unter Ibuprofen dagegen 35 % ($p < 0{,}001$). Die Abbruchhäufigkeit betrug unter Glucosaminsulfat 1 % gegenüber 7 % unter Ibuprofen ($p = 0{,}035$). Die unerwünschten Ereignisse wurden vorwiegend dem gastrointestinalen System zugeordnet. Es wurden keine signifikanten Laborwerteänderungen festgestellt.

Schlussfolgerungen: Nach 4-wöchiger Behandlung war Glucosaminsulfat 1 500 mg/Tag in Bezug auf die Linderung der Symptome der OA ebenso wirksam wie Ibuprofen 1 200 mg/Tag. Der Eintritt der Wirkung wurde für GS innerhalb von 2 Wochen nach Beginn der Behandlung festgestellt. Glucosaminsulfat wurde besser vertragen als Ibuprofen.

Glucosamin vs. Placebo

In der prospektiven Doppelblindstudie von Noack et al. wurde Glucosaminsulfat im Vergleich zu Placebo bei Patienten mit Gonarthrose über einen Zeitraum von 4 Wochen geprüft. In diese randomisiert, doppelblind und placebokontrolliert durchgeführte Studie waren insgesamt 252 Patienten (mittleres Alter 55 Jahre, 60 % Frauen) mit OA des Kniegelenks, einem Lequesne Index von mindestens 4 Punkten und Symptomen seit mindestens 6 Monates einbezogen und erhielten entweder 1 500 mg Glucosaminsulfat oral/Tag oder Placebo. Der klinische Status wurde wöchentlich beurteilt.

Ergebnisse: Glucosaminsulfat zeigte bezüglich der Responderrate, d. h. bezüglich der Veränderung des Schmerz- und Funktionsindex (n. Lequesne) zusammen mit der Gesamtbeurteilung der Wirksamkeit durch den Prüfer, einen signifikant höheren Wert (52 % [66/126] vs 37 % [46/126]; $p = 0{,}016$). Auch hinsichtlich des sekundären Parameters Schmerz- und Funktionsindex (Lequesne) zeigte sich nach 4-wöchiger Behandlung eine signifikant ($p < 0{,}05$) größere Reduktion als unter Placebo (Abbildung „Responderrate in der Intent-to-Treat Population nach 4 Wochen").

Responderrate in der Intent-to-Treat Population nach 4 Wochen

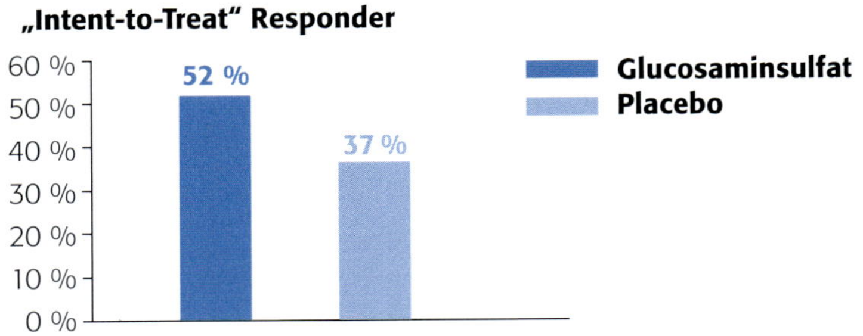

Die Wirksamkeit von Glucosaminsulfat trat nach 2 Wochen ein. Hinsichtlich des Sicherheitsprofils zeigte sich Glucosaminsulfat mit Placebo vergleichbar.

Schlussfolgerungen: Glucosaminsulfat war bei der Behandlung der Symptome der OA des Kniegelenks Placebo signifikant überlegen. Die therapeutische Wirkung von Glucosaminsulfat war nach 2 Wochen zu erkennen und wurde in der dritten und vierten Woche nach Beginn der Behandlung signifikant. Es wurden keine signifikanten Unterschiede zwischen den beiden Studiengruppen in Bezug auf die Inzidenz unerwünschter Ereignisse festgestellt.

Basierend auf diesen und weiteren Studien wird in Meta-Analysen (u. a. Towheed et al., 2001; Richy et al., 2003) die Schlussfolgerung gezogen, dass die symptomatische Wirksamkeit von Glucosaminsulfat gegenüber Placebo zur Behandlung der Kniegelenkarthrose in der Kurzzeitbehandlung bei gleichzeitig sehr guter Verträglichkeit nachgewiesen ist. Diesen Schlussfolgerungen schließen sich nach Reevaluation der Studien, auf denen diese Metaanalysen beruhen, nicht alle Autoren an (Reiter, 2005).

Wirksamkeit in Langzeitstudien

Es wurden 2 Placebo-kontrollierte Studien bei über 400 Patienten mit Kniegelenkarthrose mit einer Behandlungsdauer von drei Jahren durchgeführt. Basierend auf validierten Beschwerde-Indizes war Glucosaminsulfat bei gleichzeitig guter Verträglichkeit dem Placebo hinsichtlich der Schmerz- und Funktionsbeeinflussung überlegen (Reginster et al., 2001; Pavelka et al., 2002).

Reginster et al. hatten bei Patienten mit Gonarthrose über den Zeitraum von 3 Jahren die Wirksamkeit von 1 500 mg/Tag Glucosaminsulfat in Bezug auf die Symptomatik als sekundäres Zielkriterium der Studie überprüft. Das Studiendesign war randomisiert, doppelblind und placebokontrolliert angelegt. Insgesamt wurden 212 Patienten (106 je Gruppe) in die Studie eingeschlossen. Die wichtigsten Ausschlusskriterien waren: Andere rheumatische Erkrankungen (aktuell oder in der Anamnese), die eine sekundäre Arthrose auslösen könnten; schwere durch körperliche Untersuchung verifizierte Gelenkentzündung (ausgeschlossen auch durch eine BSG <40 mm/h und einen Rheuma-faktortiter <1:40); traumatische Schädigung des Knies; Übergewicht (Körpermasseindex >30); erhebliche Abweichungen bei hämatologischen, hepatischen, renalen oder metabolischen Laborparametern; Behandlung mit intraartikulären oder systemischen Kortikosteroiden in den letzten drei Monaten vor der Aufnahme in die Studie. Den Patienten wurde kontinuierlich über den gesamten Studienzeitraum täglich 1 500 mg Glucosaminsulfat oder Placebo verabreicht. Zur Beurteilung der klinischen Symptome wurde der validierte Western Ontario and McMaster Universities Arthrose-Index (WOMAC) herangezogen.

Glucosaminsulfat verbesserte den zusammengesetzten WOMAC-Index im Vergleich zu den Ausgangswerten um 11,7 % in der Intention-to-treat (ITT)-Population (vs. Verschlechterung um 9,8 % bei den mit Placebo behandelten Patienten; p= 0,02) und um 24,3 % in der Per-Protocol (PP)-Population vs. 9,8 % Verschlechterung bei den mit Placebo behandelten Patienten; p= 0,016. Aus klinischer Sicht entsprechen die Ausgangswerte des WOMAC-Indexes einer leichten bis mittelstarken Symptomatik. Die sekundäre Analyse der Unterskalen des

WOMAC-Indexes für Schmerzen und Funktionseinschränkung brachte eine Bestätigung dafür, dass es unter Glucosaminsulfat im Vergleich zu Placebo zu einer Linderung der typischen Arthrosesymptomatik kommt (Abbildung „WOMAC (Mittelwert mit Standardfehler) bei der Intent-to-Treat-Analyse").

WOMAC (Mittelwert mit Standardfehler) bei der Intent-to-Treat-Analyse
Summe der Veränderungen in den Unterskalen der VAS nach 3 Jahren

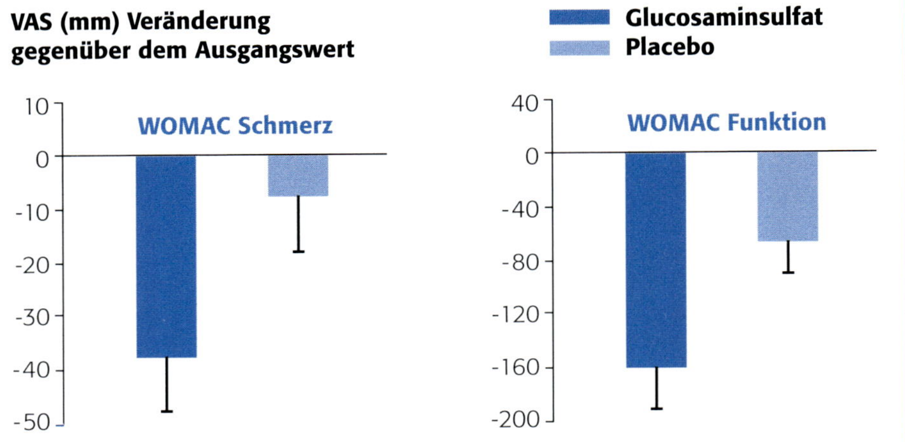

Die Verträglichkeit in dieser Langzeittherapiestudie zeigt die Unbedenklichkeit der Therapie über 3 Jahre in der Dosierung mit 1 500 mg Glucosaminsulfat pro Tag. Es gab keine signifikanten Unterschiede zwischen den Gruppen in Bezug auf die Häufigkeit oder das Muster unerwünschter Ereignisse, die bei 17 % der Patienten, die Placebo erhielten, und bei 20 % der Patienten, die Glucosaminsulfat erhielten, Grund für das Absetzen waren (p = n.s.). Bei etwa der Hälfte der Fälle wurden diese Ereignisse auf gastrointestinale Beschwerden (hauptsächlich Bauchschmerzen und Obstipation oder Durchfall) zurückgeführt, ohne dass sich signifikante Unterschiede zwischen den Gruppen fanden. Die Routinelabortests zeigten keine signifikanten pathologischen Abweichungen, die Hinweis für eine Organschädigung oder für veränderte metabolische Funktionen in den beiden Gruppen während der Studie gewesen wären.

Pavelka und Mitarbeiter hatten ebenfalls die Wirksamkeit von Glucosaminsulfat in Bezug auf die Symptomatik bei Patienten mit Gonarthrose über einen Zeitraum von 3 Jahren untersucht. Das Studiendesign war randomisiert, doppelblind und placebokontrolliert angelegt. Insgesamt wurden 202 Patienten (101 je Gruppe) untersucht. Es wurden Patienten mit leichten Beschwerden in die Studie eingeschlossen. Primärer Einschlussparameter war der Lequesne-Index, der zwischen 4 und 12 Punkten liegen musste (leichter Schweregrad der Symptomatik). Weitere Ein- und Ausschlusskriterien entsprachen weitgehend den unter der Reginster-Studie beschriebenen. Den Patienten wurde kontinuierlich über den gesamten Studienzeitraum täglich 1 500 mg Glucosaminsulfat oder Placebo verabreicht. Lequesne-Index und WOMAC-Score wurden als sekundäre Zielparameter verwendet (Primäre Zielvariable war die radiologische Gelenkspaltveränderung).

Schmerz und Funktionseinschränkung verringerte sich in beiden Gruppen entsprechend dem Lequesne-Index (Abbildung „Lequesne-Index") und dem WOMAC-Score. Die Besserung war in der Glucosaminsulfat-Gruppe signifikant größer.

Lequesne-Index (Intent-to-Treat Population)

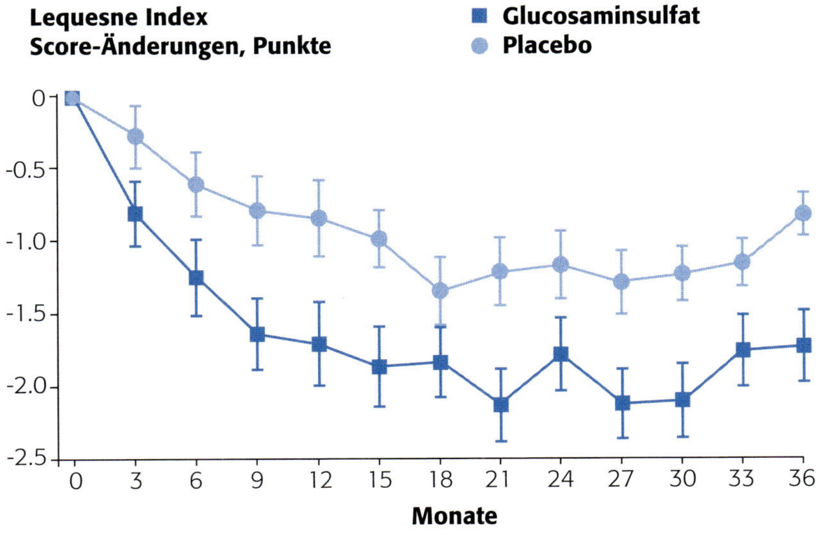

Der WOMAC-Score zeigte bei der Sekundärananlyse in allen Subskalen (Schmerz, Funktion und Steifigkeit) eine bessere Wirksamkeit von Glucosaminsulfat. Die beobachteten Unterschiede waren statistisch signifikant.
Die Analyse der unerwünschten Ereignisse zeigte keinen Unterschied zwischen den Gruppen und bestätigte die gute Verträglichkeit in der Langzeittherapie.

Sekundäranalyse der Daten aus Langzeitstudien
Bruyère et al. (2004) haben in weitergehenden Analysen die Subgruppe der postmenopausalen Frauen - 319 von 414 Patientinnen - aus den beiden Langzeitstudien ausgewertet. In dieser Subgruppe waren die Ergebnisse der Gesamtpopulation vergleichbar. Die prozentualen Änderungen im WOMAC-Score zeigten eine Besserung in der Glucosaminsulfat-Gruppe [14 % (95 % KI 22,2 bis 5,9)] und einen Trend für eine Verschlechterung in der Placebo-Gruppe [5,4 % (95 % KI -4,9 bis 15,7)]. Der in der Sekundäranalyse beobachtete Unterschied war statistisch signifikant (p=0,003).

Rovati et al. (1997) untersuchten im Rahmen einer (nicht publizierten) randomisierten, doppelblinden double-dummy-Studie vs. Placebo und vs. Vergleichsmedikation die Wirkungen von Glucosaminsulfat auf die Symptome der OA des Kniegelenks im Vergleich zu Placebo, Piroxicam allein und einer Kombination aus Glucosaminsulfat und Piroxicam während einer 12-wöchigen Behandlungsdauer und einer 8-wöchigen Follow-up-Phase. Im Mittelpunkt der Studie stand die vergleichende Beurteilung der Wirkstärke und des Zusammenhangs zwischen Beginn und Dauer der therapeutischen Wirkung nach Beendigung der Behandlung der Studienmedikamente.

Methodik: 319 Patienten mit OA der Kniegelenke nach den Kriterien von Lequesne und des ACR (mittleres Alter 66 Jahre, 74 % Frauen) mit einem Mindest-Score von 4 Punkten (Lequesne-Index) und Schmerzen am Knie – mindestens 40 mm auf einer visuellen Analogskala (VAS) von 100 mm - erhielten über 12 Wochen randomisiert und doppelblind einmal täglich oral 1500 mg Glucosaminsulfat/Tag, oder 20 mg Piroxicam/Tag oder eine Kombination beider Medikamente oder Placebo. Daran schloss sich eine 8-wöchige Phase ohne medikamentöse Behandlung an. Hauptzielkriterium war der Lequesne-Index.

Ergebnisse: Glucosaminsulfat war bezüglich der Verbesserung des Lequesne-Indexes am Ende der 3-monatigen Behandlungsphase wirksamer als Piroxicam allein (47 % vs. 27 %; $p < 0,05$). Beide Medikamente waren signifikant wirksamer als Placebo ($p < 0,001$). Der Beginn der Symptomlinderung war nach 2-wöchiger Behandlung mit Glucosaminsulfat zu erkennen. Dabei zeigten sich keine signifikanten Unterschiede zu Piroxicam allein. Nach 4 Wochen war die Besserung unter Glucosaminsulfat ausgeprägter als unter Piroxicam. Dabei konnten keine signifikanten Unterschiede zwischen der GS-Gruppe und der Gruppe mit GS+Piroxicam hinsichtlich der Wirksamkeit festgestellt werden.

Nach Beendigung der Behandlung blieb die Wirkung von Glucosaminsulfat über weitere 8 Wochen erhalten („lang anhaltende Wirkung"; $p < 0,01$ vs. Placebo). Diese Langzeitwirkung war in der Piroxicamgruppe nicht festzustellen.

Eine bessere Compliance wurde unter Glucosaminsulfat allein und in Kombination mit Piroxicam erreicht. Die Abbruchraten während der Behandlungsphase lagen bei 2,5 % bzw. 6,5 % im Vergleich zu Piroxicam allein (31,4 %) oder Placebo (23,4 %).

Unerwünschte Ereignisse: Der Unterschied bezüglich der Inzidenz unerwünschter Ereignisse zwischen Glucosaminsulfat und Placebo war statistisch nicht signifikant ($p = 0,16$), wohingegen die Unterschiede zwischen Glucosaminsulfat und Piroxicam ($p < 0,001$) und zwischen Glucosaminsulfat und der Kombinationsgruppe ($p = 0,003$) statistisch signifikant waren.

Im Vergleich mit Placebo bzw. Piroxicam wurde nach Absetzen der jeweiligen Medikation nach 90 Tagen ein im Vergleich zum NSAR prolongierter symptomatischer Effekt beschrieben (Abbildung „Symptomatischer Effekt der Glucosamintherapie über das Absetzen der Substanz hinaus").

Symptomatischer Effekt der Glucosamintherapie über das Absetzen der Substanz hinaus

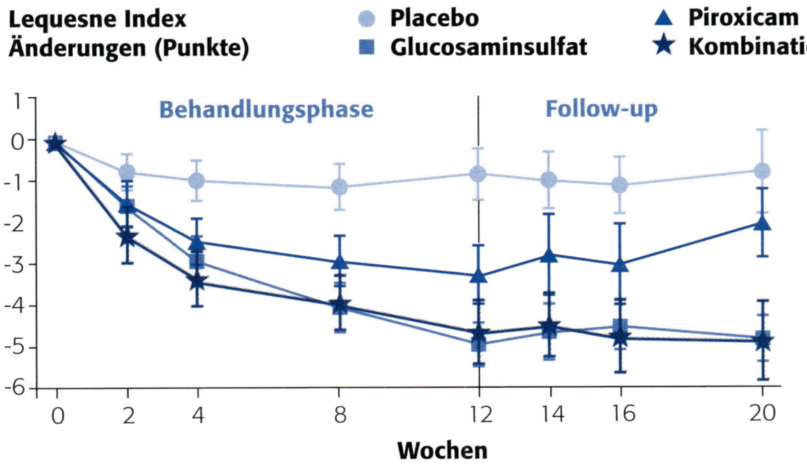

Zusammenfassung: Glucosaminsulfat war während einer 3-monatigen Behandlung bezüglich der Symptome der OA wirksamer als Piroxicam allein. Die Symptomlinderung trat nach 2-wöchiger Behandlung mit Glucosaminsulfat allein, Piroxicam allein und der Kombination der beiden Medikamente auf. Die positiven Wirkungen von Glucosaminsulfat allein und in Kombination mit Piroxicam hielten mindestens 8 Wochen lang nach Beendigung der Behandlung an, während die bei der mit Piroxicam behandelten Gruppe erzielten Wirkungen während der medikamentenfreien Follow-up-Phase nicht aufrechterhalten blieben.
In der Gruppe, die Glucosaminsulfat allein oder GS in Kombination mit Piroxicam einnahm, war eine bessere Compliance festzustellen als in der Gruppe mit Piroxicam allein oder in der Placebogruppe. Die hohe Abbruchrate in der Placebogruppe wurde der fehlenden Wirksamkeit zugeschrieben, während die hohe Abbruchrate in der Piroxicamgruppe der hohen Inzidenz unerwünschter Ereignisse während der Behandlung und der fehlenden Wirksamkeit während der Follow-up-Phase zugeschrieben wurde.

Ergebnisse einer Anwendungsbeobachtung

Die Ergebnisse einer über 26 Wochen bei 1 289 Gonarthrose-Patienten durchgeführten Anwendungsbeobachtung mit intermittierender oral-medikamentöser Behandlung (drei mal sechs Wochen Applikation des Wirkstoffes mit jeweils dreiwöchiger Einnahmepause) zeigten - in der Kombination mit der konventionellen OA-Therapie - eine Besserung von Schmerz und Beweglichkeit, insbesondere bei der Dosis von 1 500 mg pro Tag (Abbildung „Symptomatische Besserung (Lequesne) bei intermittierender Behandlung mit Glucosamin (Anwendungsbeobachtung")), aber auch bei nur 750 mg pro Tag. Gleichzeitig bestand eine gute Verträglichkeit. Die Behandlung der Patienten erfolgte im Schnitt fünf Jahre nach der Erstdiagnose; durch die medikamentöse Therapie konnte auch in diesem Krankheitsstadium eine Symptomverbesserung erreicht werden (Marx et al., 2005).

Symptomatische Besserung (Lequesne) bei intermittierender Behandlung mit Glucosamin (Anwendungsbeobachtung)

Dona 200-S Beobachtungsstudie:
Lequesne Index (Punkte) Subgruppe 1 500 mg Glucosaminsulfat täglich

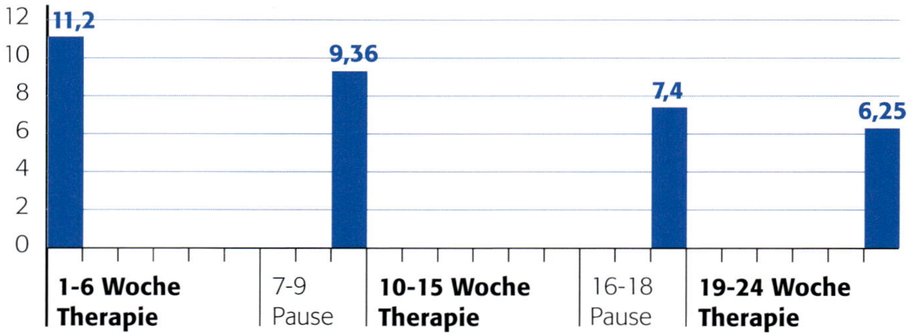

Internationale Vergleichsstudien zur GS-Therapie

GUIDE-Studie

Am ACR-Kongress 2005 wurde eine doppelblinde, randomisierte, aktiv- und placebokontrollierte, multizentrische Studie mit 318 Patienten vorgestellt (Glucosamine unum in die efficacy - GUIDE study), in der die tägliche Einmal-Applikation von D-Glucosaminsulfat (1 500 mg kristallines Glucosaminsulfat, Fa. Rottapharm) im Rahmen einer 6-monatigen Behandlung mit Paracetamol bzw. Placebo verglichen wurde. Die Verbesserung der Symptomatik in der GS-Gruppe unterschied sich statistisch signifikant von der unter Placebo; gegenüber den Paracetamol-Patienten ergaben sich keine signifikanten Unterschiede (Herrero-Beaumont et al., 2005).

GAIT-Studie

Ebenfalls auf diesem ACR-Kongress wurde eine vom NIH gesponserte randomisierte, doppelblinde, aktiv und placebokontrollierte Multicenter-Studie (Glucosamine arthritis intervention trial - GAIT) mit einer Therapiedauer von 24 Wochen vorgestellt: 1583 Patienten im Alter über 40 Jahre und einer Arthrose-Symptomatik seit mindestens 6 Monaten wurden eingeschlossen. Evaluiert wurde die Wirksamkeit von Glucosamin-HCl (500 mg/3x pro die), Chondroitin-Sulfat (400 mg/3x pro die), einer Kombination aus beiden Substanzen, Celecoxib (200 mg/die) sowie Placebo bei einer hohen Escape-Medikation von bis zu 4g/die Paracetamol. Für die Kombinations-Medikation konnte in einer sekundären Subgruppenanalyse bei mittelgradiger bis schwerer Symptomatik eine statistisch signifikant bessere Symptomreduktion (70 %) gezeigt werden (Subgruppenanalyse; WOMAC-Score; Clegg et al., 2006). Alle Therapiemodalitäten zeigten keinen signifikanten Unterschied in der primären Zielvariable (20 %ige Symptombesserung gegenüber Studienbeginn). Die Placeborate von > 60 % war sehr hoch.

Die wenigen, hochwertigen, auf die Symptomatik der Kniegelenkarthrose ausgerichteten, randomisierten und kontrollierten Studien wurden im Rahmen von Meta-Analysen und Cochrane-Reviews beurteilt. Dabei wurde mit dem höchsten Evidenzgrad festgestellt, dass Glucosamin im Vergeleich zu Placebo bei der Kniegelenkarthrose in der Kurzzeittherapie besser wirksam ist als Placebo (Förster, 2001; Towheed et al., 2005).

Kausale Behandlungsmöglichkeiten?

Arthrosen sind unter pathologisch-anatomischen und morphologischen Aspekten nicht heilbar; vorrangiges Therapieziel ist die Bekämpfung der führenden klinischen Symptomatik (Schmerz und Funktionsstörung). Wünschenswert wäre die Möglichkeit der Hemmung der Progredienz. Glucosaminsulfat zeigt in den beiden prospektiven 3-Jahres-Studien (Reginster et al., 2001 und Pavelka et al., 2002) nicht nur einen Symptom-modifizierenden Effekt über den Behandlungszeitraum. Es ergeben sich Hinweise auf mögliche strukturmodifizierende Eigenschaften der Substanz bei Vorliegen degenerativer Veränderungen. Diese Hinweise sollten weiter überprüft werden (Reginster, 2004; Grifka und Müller-Ladner, 2004).

In einer ersten klinischen Langzeitstudie über drei Jahre (Reginster et al., 2001) wurde als primäre Zielvariable die radiologische Progression der Kniegelenkarthrose gemessen an der Abnahme der Höhe des Gelenkspalts gewählt. Sekundäre Zielvariable war die Prüfung der Wirksamkeit in Bezug auf die Symptomatik. Das Studiendesign war randomisiert, doppelblind und placebokontrolliert angelegt.
212 Patienten mit gesicherter Gonarthrose mit einem mittleren Alter von 66 Jahren wurden randomisiert und doppelblind der oralen Behandlung mit einmal täglich 1 500 mg Glucosaminsulfat oder Placebo über 3 Jahre zugewiesen. Der Anteil an Frauen betrug 76 %. Bei der Aufnahme in die Studie sowie nach einem und drei Jahren wurden anteroposteriore Röntgenaufnahmen beider Kniegelenke unter Belastung in vollständiger Streckstellung mit standardisierten Verfahren für die Positionierung der Patienten und die Röntgentechnik angefertigt. Das Kniegelenk, das bei der Aufnahme in die Studie die schmalste Gelenkspaltbreite (GSB) aufwies, wurde als „Signal"-Gelenk bezeichnet. Der primäre Endpunkt für die Strukturmodifikation war die Verschmälerung des Gelenkspalts, gemessen anhand einer digitalen Bildanalyse der Gesamtgelenkspaltbreite, während der Western Ontario and McMaster Universities (WOMAC; Version VA 3.0) den Endpunkt für die Verbesserung der Symptomatik darstellte.

Die Ergebnisse zeigten in den beiden Gruppen zu je 106 Patienten, die hinsichtlich der demographischen und klinischen Merkmale vergleichbar waren, dass die mit Placebo behandelten Patienten eine mittlere fortschreitende Gelenkspaltverschmälerung (GSV) von 0,31 mm (95 % KI 4,8 bis 0,31 mm) aufwiesen (Per Protocol und Intent-to-Treat Population), gemessen anhand der letzten Veränderungen nach 3 Jahren, während in der Glucosaminsulfat-Gruppe im Mittel keine GSV auftraten. In der Glucosaminsulfat-Gruppe kam es in der ITT--Population zu einer Änderung von -0,06 mm und in der PP-Population von +0,07 mm ($p = 0{,}043$ bzw. $p = 0{,}038$ im Vergleich zu Placebo).

Es wird derzeit in der wissenschaftlichen Welt kontrovers darüber diskutiert, ob eine Veränderung der Gelenkspaltbreite um 0.31 mm (gemessen in Streckstellung des Kniegelenkes) eine relevante Strukturmodifikation darstellt, wie dies die Autoren der Studie schlussfolgern.

Glucosaminsulfat führte unabhängig von den radiologischen Veränderungen der Gelenkspaltweite zu einer Symptomlinderung. Es liegt also eine derzeit nicht erklärbare Entkopplung der Verbesserung der klinischen Symptomatik und der struktureller Schädigung des Gelenkes vor. Unter Placebo verschlechterten sich die Symptome unabhängig von der Ausgangs-Gelenkspaltbreite. Zwischen den Beschwerden der Patienten und den Veränderungen ihrer Gelenkstruktur bestand nur eine geringe Korrelation. Dieses Phänomen wurde auch in anderen Studien beobachtet (Dieppe et al., 1997). In dieser prospektiven placebokontrollierten 3-jährigen Studie wurde zum ersten Mal der Versuch unternommen aufzuzeigen, dass ein Medikament die radiologische Progression der strukturellen Veränderungen bei Gonarthrose verlangsamen kann.

Die Autoren der Studie folgern aus ihren Ergebnissen, dass Glucosaminsulfat bei der Arthrose ein krankheits-modifizierendes Medikament sein könnte.

Eine zweite doppelblinde, randomisierte, placebokontrollierte Langzeitstudie mit vergleichbarem Design und Zielsetzung wurde von Pavelka et al. (2002) durchgeführt. Studienziel war erneut die Prüfung der Wirkung von Glucosaminsulfat auf die Progression der strukturellen Veränderungen und die Symptome bei der Arthrose des Kniegelenks über einen Zeitraum von 3 Jahren.

202 Patienten mit Gonarthrose (mittleres Alter 62 Jahre, 78 % Frauen) wurden mit einmal täglich 1 500 mg Glucosaminsulfat oder Placebo über 3 Jahre behandelt. Bei der Aufnahme in die Studie sowie nach einem und drei Jahren wurden anteroposteriore Röntgenaufnahmen beider Kniegelenke unter Belastung in vollständiger Streckstellung mit standardisierten Verfahren für die Positionierung der Patienten und die Röntgentechnik durchgeführt. Das Kniegelenk mit der schmalsten Gelenkspaltbreite bei der Aufnahme in die Studie wurde als „Signal"-Gelenk bezeichnet. Primärer Endpunkt war die Verschmälerung des Gelenkspalts, gemessen anhand einer visuellen Untersuchung an der schmalsten Stelle, während der Lequesne-Index den primären Endpunkt für die Verbesserung der Symptomatik darstellte.

Beide Gruppen mit 101 Patienten waren hinsichtlich der demographischen und Krankheitsmerkmale vergleichbar. Der radiologische Gelenkspalt wurde jährlich gemessen (Tabelle „Kumulative Gelenkspaltverschmälerung im Verlauf der drei Jahre").

Kumulative Gelenkspaltverschmälerung (mm, 95 % Konfidenzintervall) im Verlauf der drei Jahre (ITT-Auswertung)

Jahr	Placebo Gruppe (n=101)	Glucosaminsulfat Gruppe (n=101)	P Value
1	-0,04 (-0,12 bis 0,03)	0,05 (-0,007 bis 0,12)	0,049
2	-0,08 (-0,14 bis 0,02)	0,03 (-0,05 bis 0,11)	0,030
3	-0,19 (-0,29 bis 0,09)	0,04 (-0,06 bis 0,14)	0,001

Der Unterschied der Änderung (Abbildung „Differenz der Verschmälerung des Kniegelenkspaltes“) zwischen beiden Gruppen betrug nach 3 Jahren 0,23 mm (95 % KI 0,09 bis 0,37). Der Unterschied war statistisch signifikant ($p = 0{,}01$).

Nach Ansicht der Autoren wurden in dieser Studie die Ergebnisse der Reginster-Studie bestätigt.

Differenz der Verschmälerung des Kniegelenkspaltes
(Glucosamin vs. Placebo) über 3 Jahre

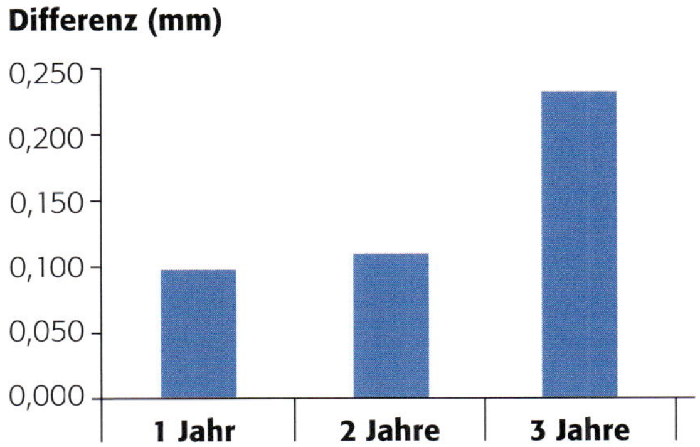

Eine Re-Evaluation fünf Jahre nach Abschluss dieser Studie zeigte einen geringeren Anteil notwendiger operativer gelenkersetzender Eingriffe unter den Verum- gegenüber den Placebo-Patienten (Pavelka, 2004).
Bruyere et al. (2004) haben im Rahmen einer Sekundäranalyse die Subgruppe der postmenopausalen Frauen aus beiden Langzeitstudien auch in Bezug auf die strukturelle Progression (GSV) ausgewertet. Die Ergebnisse entsprechen dem Resultat für die Gesamtpopulation beider Studien.

WIRKSUBSTANZ CHONDROITINSULFAT

Chondroitinsulfat (ChS) - das Na-Salz des Chondroitins - liegt als Mischung von Chondroitin-4- und Chondroitin-6-sulfat vor und ist ein Bestandteil des hyalinen Gelenkknorpels. Biochemische, pharmakokinetische und -dynamische Aspekte der oralen Behandlung mit ChS wurden ausgiebig untersucht (Conte et al., 1995; Ronca et al., 1998). Seit vielen Jahren zur Behandlung degenerativer Gelenkerkrankungen eingesetzt, ist es mittlerweile in einer Vielzahl von Ländern als Arzneimittel bzw. als Nahrungsergänzungsmittel erhältlich.

Einige ältere, randomisierte kontrollierte klinische Studien liegen vor, die die symptomatische Wirksamkeit von ChS belegen, sie genügen in Design und Durchführung heutigen Anforderungen nicht mehr (Förster, 2000).

Darüber hinaus gibt es aktuellere Studien (Uebelhart et al., 2004; Michel et al., 2005), Reviews und Meta-Analysen (McAlindon et al., 2000; Richy et al., 2003), die die Basis der Evidenz der Wirksamkeit und die Rationale für den therapeutischen Einsatz von ChS verbreitern.

Uebelhart und Mitarbeiter (2004) konnten bei 120 Gonarthrose-Patienten, die innerhalb eines Jahres Beobachtungsdauer zweimal über 3 Monate mit 800 mg ChS täglich behandelt worden waren, eine signifikant bessere Symptom-modifizierende Wirkung im Sinne einer Schmerzreduktion und Funktionsverbesserung von ChS im Vergleich zu Placebo aufzeigen (36 % vs. 23 %). Die radiologische Messung der Gelenkspaltweite ergab Hinweise auf einen Struktur-modifizierenden Effekt (Keine Abnahme unter ChS, Abnahme des Gelenkspaltes unter Placebo).

Michel und Mitarbeiter (2005) untersuchten im Rahmen einer randomisierten doppelblinden, placebo-kontrollierten klinischen Studie bei 300 Patienten mit Kniegelenkarthrose, die über zwei Jahre mit 800 mg ChS täglich behandelt worden waren, inwieweit durch die Therapie ein Verlust des Gelenkknorpels, radiologisch überprüft, verhindert werden konnte.

Während nach Ablauf der zwei Jahre Behandlungs- und Beobachtungsdauer symptomatisch kein Unterschied zwischen ChS und Placebo gesehen werden konnte, gab es hinsichtlich der Verzögerung der Gelenkspaltverengung einen signifikanten Unterschied zwischen ChS und Placebo. Die Autoren gaben an, dass dieser mögliche Struktur-modifizierende Effekt von ChS weitergehend zu untersuchen sowie in weiteren Studien zu bestätigen sei.

Die auf dem ARC-Kongress 2005 vorgestellte und kurz darauf publizierte randomisierte Studie (GAIT study; Clegg et al., 2006) untersuchte die symptomatische Wirksamkeit von Glucosamin, ChS und der Kombination im Verlauf einer Applikation über 24 Wochen: 1 583 Patienten im Alter über 40 Jahre und einer Arthrose-Symptomatik seit mindestens 6 Monaten erhielten entweder Glucosamin-HCl (500 mg/3x pro die), Chondroitin-Sulfat (400 mg/3x pro die), die Kombination aus beiden Substanzen, Celecoxib (200 mg/die) oder Placebo bei einer hohen Escape-Medikation von bis zu 4g/die Paracetamol. Weder GS noch ChS noch ihre Kombination waren wirksam in der Gesamtgruppe der Patienten, eine explorative Subgruppenanalyse der Kombination bei Patienten mit moderater bis schwerer Gonarthrose zeigte für die Kombinationsbehandlung eine statistisch signifikante Überlegenheit zu Placebo, so dass die Autoren schlossen, die Kombinationstherapie könne Symptom-modifizierend wirksam sein (Clegg et al., 2006).

FAZIT

In der medikamentös-symptomatischen Behandlung der Arthrose werden SYSADOA wie Glucosaminsulfat (oral) und Hyaluronsäure (intraartikulär) eingesetzt. Chondroitinsulfat findet in Deutschland lediglich als Nahrungsergänzungsmittel Anwendung. Weitere Arzneimittel wie Homöopathika, Phytotherapeutika, Vitamin E usw. stehen im Rahmen der alternativen Medizin bei vielen Patienten teilweise zwar hoch im Kurs, sollten aber aufgrund mangelnder Wissenschaftlichkeit (und damit auch mangelnder Wirtschaftlichkeit) allenfalls ergänzend eingesetzt werden.

Für das Nahrungsergänzungsmittel Chondroitinsulfat wird eine kurzfristige Symptom-modifizierende Aktivität diskutiert. Für Glucosaminsulfat liegen über den Nachweis der kurzfristigen Symptom-modifizierenden Wirkung klinische Ergebnisse vor, die von den Autoren der Studien im Sinne der Hemmung bzw. der Verminderung des Fortschreitens der Knorpeldegeneration interpretiert werden.

Für Glucosaminsulfat besteht aufgrund der Studien die Empfehlung einer täglichen oralen Applikation von 1 500 mg (drei Einzeldosen à 500 mg) über einen Zeitraum von bis zu sechs Wochen. Indikation sind die symptomatische leichte bis mittelschwere Gonarthrose. Von einzelnen Autoren/Operateuren wird eine Einnahme in der frühen Phase nach gelenk-sanierenden operativen Eingriffen (arthroskopische Gelenklavage bzw. Gelenktoilette, Mikrofrakturierung u. a.) empfohlen. Ergebnisse kontrollierter Studien liegen zu dieser Indikation bisher nicht vor.

Eine Kontraindikation für die orale Einnahme von Glucosaminsulfat besteht - aufgrund fehlender Daten zum Risiko - lediglich in der Schwangerschaft und in der Stillzeit.

LITERATUR

ACR (American College of Rheumatology subcommittee on osteoarthitis): Guidelines Recommendations for the medical management of osteoarthritis of the hip and knee; update 2000. Arthr. Rheum. 43 (2000) 1905 – 1915

Bach, G. L.; K. K. Förster: Medikamentöse Therapie (der Arthrose): Nur symptomatische oder auch kausale Behandlung? Dt. Z. Sportmed. 54 (2003) 199 - 204

Bassleer, C.; L. C. Rovati; P. Franchimont: Glucosamine sulfate stimulates proteoglycan production in human chondrocytes in vitro. Osteoarthritis Cartilage (1998); 6: 427–34

Buckland-Wright J. C.; F. Wolfe; R. J. Ward; N. Flowers; C. Hayne: Substantial superiority of semiflexed (MTP) views in knee osteoarthritis: a comparative radiographic study, without fluoroscopy, of standing extended, semiflexed (MTP), and schuss views. J Rheumatol (1999) 26: 2664–74

Bruyere, O.; K. Pavelka; L. C. Rovati; R. Deroisy; M. Olejarova; J. Gatterova; G. Giacovelli; J.-Y. Reginster: Glucosamine sulfate reduces osteoarthritis progression in postmenopausal women with knee osteoarthritis: evidence from two 3-year studies. Menopause, Vol. 11, 138 No. 2, (2004) 138-143

Clegg, D.O.; D.J. Reda; C.L. Harris; M.A. Klein; J.R. O'Dell; et al.: Glucosamine, Chondroitin Sulfate, and the two in combination for painful knee osteoarthritis. N. Engl. J. Med. 354 (2006) 795-808

Conte, A.; N.Volpi; L. Palmieri; I. Bahous; G. Ronca: Biochemical and pharmacokinetic aspects of oral treatment with Chondroitin Sulfate. Arzneim. Forsch./Drug Res. 45 II (1995) 918 – 925

Dieppe P.A.; J. Cushnaghan; L. Shepstone: The Bristol "OA500" Study: progression of osteoarthritis (OA) over 3 years and the relationship between clinical and radiographic changes at the knee joint. Osteoarthritis Cartilage (1997); 5: 87–97

Dodge, G. R.; D. F. Hawkins; S. A. Jimenez: Modulation of aggrecan, MMP1, and MMP3 production by glucosamine sulfate in cultured human osteoarthritis articular chondrocytes. Arthritis Rheum 42 (1999) (suppl): 253

Förster, K.K.: Drug treatment of osteoarthritis: Clinical aspects. In: Grifka J, Ogilvie-Harris DJ (Hrsg.): „Osteoarthritis Fundamentals and Strategies for Joint-Preserving Treatment". Springer Verlag, Berlin Heidelberg New York (2000) 66-81.

Förster, K. K.: Glucosaminsulfat im Licht der Evidenz-basierten Medizin. Pharma-aktuell 2 (2001) 36 – 37

Förster, K. K.; G. L. Bach: Aspekte der medikamentösen Arthrosetherapie im höheren Lebensalter. Arthr. Rheum. 24 (2004) 48 - 53

Förster, K. K.; J. Heisel: Medikamentöse Behandlungsstrategien und „Chondroprotektion" bei Knorpelschäden – Update 2004. Orth. Prax. 40 (2004) 550 - 556

Grifka, J.; U. Müller-Ladner: Medikamentöse Therapie bei Arthrose. Aktueller Stand. Orthopäde 33 (2004) 809 - 815

Herrero-Beaumont G.; J.A. Román; M.C. Trabado; F.J. Blanco; P. Benito; et al.: Effects Of glucosamine sulfate on 6-month control of knee osteoarthritis symptoms vs. placebo and acetaminophen: Results from the glucosamine unum in die efficacy (GUIDE) trial. Arthritis Rheum 2005; 52(9 Suppl): S460

Largo R.; Alvarez-Soria M. A.; Díez-Ortego I.; Calvo E.; Sánchez-Pernaute O.; Egido J.; Herrero-Beaumont G.: Glucosamine inhibits IL-1β-induced NF-κB activation in human osteoarthritic chondrocytes. Osteoarthritis Cart (2003) 11, 290-298

Lequesne, M. G.: The algofunctional indices for hip and knee osteoarthritis. J. Rheumatol. 24 (1997) 779 – 781

Lequesne, M. G.; C. Merry; M, Samson; P. Gerard: Indexes of Severity for Osteoarthritis of the Hip and Knee. Scand J Rheumatology (Suppl.65) (1987) 85-89

Marx, U.; T. Kausch ; K. K. Förster: Langzeittherapie der Gonarthrose mit D-Glucosaminsulfat (dona® 200-S Dragees) – eine offene, multizentrische Anwendungsbeobachtung zur intermittierenden Therapie. Orth. Prax. 41 (2005) 553 - 558

McAlindon, T. E.; M. P. LaValley; J. P.Gulin; T. E. Felson: Glucosamine and chondroitin for treatment of osteoarthritis. JAMA 283 (2000) 1469 - 1475

Michel BA, Stucki G, Frey D, De Vathaire F, Mignon E, Bruehlmann P, Uebelhart D.: Chondroitins 4 and 6 sulfate in osteo-arthritis of the knee: a randomized, controlled trial. Arthritis Rheum 2005; 52(3): 779-786.

Müller-Faßbender H, Bach GL; Haase W, Rovati LC. Setnikar: Glucosamine sulfate compared to ibuprofen in osteoarthritis of the knee. Osteoarthritis Cart (1994) 2, 61-69

Noack, W.; M. Fischer; K. K. Förster; L. C. Rovati; I. Setnikar: Glucosamine sulfate in osteoarthritis of the knee. Osteoarthritis Cart. 2 (1994) 51 – 59

Pavelka, K.; J. Gatterova; M. Olejarova; S. Machacek; G. Giacovelle; L. C. Rovati: Glucosamine sulfate use and delay of progression of knee osteoarthritis. A 3-year randomized, placebo-controlled. Double-bilnd Study. Arch. Int. Med. 162 (2002) 2113 - 2123

Pavelka, K.; J. Gatterova; M. Olejarova et al.: Glucosamine sulfate prevents total joint replacement in the long-term follow-up of knee osteoarthritis. Arthr. Rheum. 50 (Suppl.) (2004) 148

Persiani, S.; E. Roda; L.C. Rovati; M. Locatelli; G. Giacovelli; A. Roda: Glucosamine oral bioavailability and plasma pharmacokinetics after increasing doses of crystalline glucosamine sulfate in man. OsteoArthritis and Cartilage (2005) 13, 1041-1049

Pujalte, J. M. et al.: Double-blind-clinical evaluation of oral glucosamine sulphate in the basic treatment of osteoarthritis. Curr. Med. Res. Opin. 7 (1980) 110 - 114

Reginster, J. Y.; R. Deroisy; L. C. Rovati; R. J. Lee; E. Lejeune; O. Bruyère; G. Gaicovelli; Y. Henrotin; J. E. Dacre; C. Gossett: Long-term effects of glucosamine and chondroitin in knee osteoarthritis. A randomized, placebo-controlled clinical trial. Lancet 357 (2001) 251 - 256

Reginster, J. Y.: Chondromodulation in 2003: dream or reality? Rev. Med. Suisse Romande 124 (2004) 85 - 87

Reichelt, A.; K. K. Förster; M. Fischer; L. C. Rovati; I. Setnikar: Efficacy and safety of intramuscular glucosamine sulfate in osteoarthritis of the knee. A randomized, placebo-controlled, double-blind study. Arzneim. Forsch./Drug Res. 44 (1994) 75 - 80

Reiter, S.: Evidenzbasierte Bewertung der symptomatischen Therapie von Glucosamin. Z. Rheumatol. 64 (2005) 456 - 466

Richy, F.; O. Bruyère; O. Ethgen; M. Cucherat; Y. Henrotin; J. Y. Reginster: Structural and symptomatic efficacy of glucosamine and chondroitin sulfate in knee osteoarthritis: A comprehensive meta-analysis. Arch. Int. Med. 163 (2003) 1514 – 1522

Ronca, F.; L. Palmieri; P. Panicucci; G. Ronca: Anti-inflammatory activity of chondroitin sulfate. Osteoarthritis Cart. 6 Suppl A (1998) 14 - 21

Rovati, L. C. et al.: The clinical profile of glucosamine sulfate as a selective symtom modifying drug in osteoarthritis: Current data and perspectives. Osteoarthritis Cart. 5 (Suppl. A) (1997) 72

Sandy J. D.; D. Gamett; V. Thompson; C. Verscharen: Chondrocyte mediated catabolism of aggrecan: aggreganase-dependent cleavage induced by interleukin-1 or retinoic acid can be inhibited by glucosamine. Biochem J (1998) 335: 59–66

Setnikar, I.; R. Cereda; M. A. Pacini; L. Revel: Antireactive properties of glucosamine sulfate. Arzneim.-Forsch./Drug Res. 41 (I) 2 (1991) 157-161

Setnikar, I.; L.C. Rovati: Absorption, distribution, metabolism and excretion of glucosamine sulfate. Arzneim.-Forsch./ Drug Res. (2001) 51 (II), 699-725

Shikham A. R.; Alaaeddine N.; Lotz La Jolla M. K.: N-Acetyl-glucosamine prevents IL-1-Mediated activation of chondrocytes. Arthritis & Rheumatism (1999) 42 (suppl. 9): S381

Siebert, C. H.; A. Behra; B. Philipps; M. A. Kaufmann: Möglichkeiten und Grenzen der heutigen Knorpeltherapie. Arthr. Rheum. 48 (2005) 307 - 312

Uebelhart D.; M. Malaise; R. Marcolongo; F. DeVathaire; M. Piperno; E. Mailleux; A. Fioravanti; L. Matoso; E. Vignon: Intermittent treatment of knee osteoarthritis with oral chondroitin sulfate: a one-year, randomized, double-blind, multicenter study versus placebo. Osteoarthritis Cart. 12 (2004) 269-276

Towheed, T. E.; T.P. Anastassiades; B. Shea et al.: Glucosamine therapy for treating osteoarthritis (Cochrane Review). In: The Cochrane Library, Issue 1 (2001) Oxford: Update Software.

Towheed, T. E.; L. Maxwell; T. P. Anastasiades et al.: Glucosamine for treating osteoarthritis (cochrane Review). In: The Cochrane Library (2005)

Wood D. D.; E. J. Ihrie; C. A. Dinarello; P. L. Cohen: Isolation of an Interleukin-1-like factor from human joint effusions. Arthritis and Rheumatism (1983) 26; 8, 975-983

Algorithmus der Arthrosebehandlung

JOSEF ZACHER

Obwohl gerade Fachärzte für Orthopädie eine enorme Erfahrung in der Behandlung von Patienten mit arthrotischen Gelenkerkrankungen haben und in den letzten Jahren nationale und internationale Leitlinien entwickelt wurden, gibt es keine akzeptierten Therapieempfehlungen, die sich am klinischen oder radiologischen Arthrosestadium orientieren. Übereinstimmend akzeptiert sind lediglich zwei Feststellungen: An den Beginn der Erkrankung gehört eine intensive Aufklärung des Patienten über die Diagnose, den Spontanverlauf der Arthrose und seine Beeinflussbarkeit durch eigenes Verhalten und therapeutische Maßnahmen. Am (vorläufigen) Ende der Arthrosekarriere stehen gelenkersetzende oder gar gelenkversteifende Operationen.

Bedeutender und den gesamten Krankheitsverlauf begleitender/dominierender Baustein der Behandlung der chronischen Arthroseerkrankung ist der Erhalt der Kraft, Koordination und Beweglichkeit der betroffenen Gelenke und Extremitäten durch gezielte, auf das entsprechende Gelenk und sein Krankheitsstadium abgestimmte Krankengymnastik. Dies fordert vor allem die Eigenaktivität der Betroffenen. Zu den allgemeinen und die Krankheit begleitenden Maßnahmen gehören die orthopädischen Hilfsmittel (Beispiele: Pufferabsätze auf den Schuhen bei Hüft- und Kniegelenkarthrose, Verwendung von Gehstöcken zur Entlastung).

Reichen diese Maßnahmen alleine nicht mehr aus, den Schmerz und die Funktionsbeeinträchtigung zu kompensieren, stehen medikamentöse Therapieansätze an. Dabei sind mögliche Medikamentennebenwirkungen unbedingt zu beachten. Am bekanntesten sind die schweren Magenkomplikationen nach hoch dosierten nichtsteroidalen Antirheumatika (NSAR). „Milde" und eher gut verträgliche medikamentöse Therapieformen sind die Gabe von Paracetamol oder submaximal dosierten NSAR. Auch die topische Applikation von NSAR an Händen und Kniegelenken ist wirksam und arm an Nebenwirkungen.

Bei ausgeprägter klinischer Arthrosesymptomatik sind die traditionellen NSAR oder selektive COX-2-Hemmer (Coxibe) die Therapie der Wahl, um die Schmerzen zuverlässig zu lindern. Die durch die europäische Zulassungsbehörde EMEA neu formulierten Kontraindikationen und Warnhinweise für beide Substanzgruppen müssen individuell gewürdigt und berücksichtigt werden.

Vor allem bei ausgeprägter Ergussbildung wird die intraartikuläre Steroid-Injektion (ggf. in Ergänzung zu den oralen Medikamenten) zur schnellen Beschwerdereduktion empfohlen. Bei „trockenen" Gelenken (vor allem am Kniegelenk) kommt die Injektion von Salzen der Hyaluronsäure in Betracht, um unter der Vorstellung einer Optimierung der Lubrikation Schmerz und Funktion zu verbessern.

Unter den Symptomatic Slow Acting Drugs in OsteoArthritis (SYSADOA) hat das Molekül Glucosaminsulfat eine Sonderstellung. Es liegen ausreichend Studien vor, die belegen, dass die

Substanz bei sehr guter Verträglichkeit am Kniegelenk Placebo überlegen und NSAR gleichwertig ist. Zusätzlich wurde der Versuch unternommen, in Langzeitstudien einen strukturmodifizierenden Effekt nachzuweisen. Die Ergebnisse sind viel versprechend, sehr interessant, methodisch aber in der Diskussion.

Gerade für den Einsatz der Salze der Hyaluronsäure und des Glucosamins gilt, dass das klinische oder radiologische Arthrosestadium nicht das wesentliche Indikationskriterium ist. Studien bei Endstadien der Arthrose liegen nicht vor.

Zunehmend werden auch Opioide in der Behandlung schwerster Schmerzen bei muskuloskelettalen Erkrankungen eingesetzt. Obwohl methodisch und zahlenmäßig unzureichende Studien vorliegen, gilt die klinische Wirksamkeit auch bei der Arthrose als nachgewiesen. Die bekannten Probleme/Nebenwirkungen müssen beachtet werden. Die Experten empfehlen den Einsatz von Opioiden als Therapie der 3. Wahl.

Zusammenfassend gilt, dass der Algorithmus nur eine grobe Empfehlung zur Behandlung der Arthrose sein kann. Individuelle Gegebenheiten, Begleiterkrankungen, Erfahrungen mit vorausgegangenen Therapien und Patientenpräferenzen sind in der aktuellen Therapieentscheidung zu berücksichtigen.

Algorithmus der Arthrosetherapie

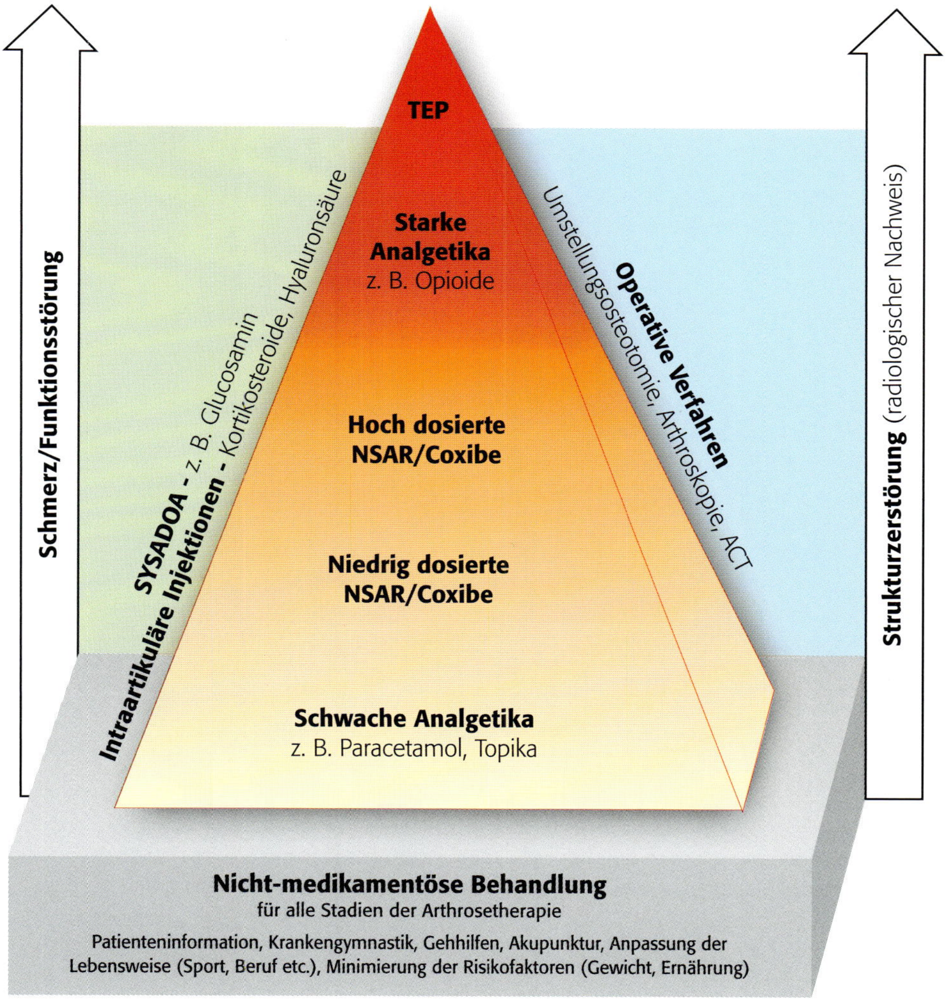

AUTOREN

PROF. DR. GERHARD L. BACH
Facharzt für Innere Medizin
und Rheumatologie
Beim Bergtor 12
67269 Grünstadt

PD DR. MED. MARTIN ENGELHARDT
Chefarzt am Zentrum für Knie-, Hüft-
und Schulterchirurgie, Muskel- und
Sehnenverletzungen,
Orthozentrum München
Schön Kliniken
Harlachinger Straße 51
81547 München

PD DR. CHRISTOPH ERGGELET
Facharzt FMH für Orthopädische Chirurgie
Arthrose Clinic Zürich
Toblerstraße 51
CH-8044 Zürich
Schweiz

PROF. DR. JOACHIM GRIFKA
Direktor der Orthopädischen Klinik
für die Universität Regensburg
im Asklepios Klinikum Bad Abbach
Kaiser-Karl-V.-Allee 3
93077 Bad Abbach

PROF. DR. KLAUS-PETER GÜNTHER
Direktor Klinik und Poliklinik für Orthopädie
am Universitätsklinikum
Carl Gustav Carus
Haus 29
Fetscherstraße 74
01307 Dresden

PROF. DR. MED. DR. H.C. MULT.
JÜRGEN HEISEL
Chefarzt der orthopädischen Abteilung
der Fachkliniken Hohenurach I und II
Immanuel-Kant-Straße 31
72574 Bad Urach

DR. THOMAS KAUSCH
Ärztlicher Direktor der Kliniken
Bad Neuenahr
Landgrafenstraße 32-36
53474 Bad Neuenahr

DR. ULRICH MARX
Sophienstraße 40
70178 Stuttgart

DR. HENRIKE MERX, MPH
Landratsamt Rems-Murr-Kreis
Kreishaus Waiblingen
Alter Postplatz 10
71332 Waiblingen

DR. RENÉ THOMAS
Prenzlauer Chaussee 155
16348 Wandlitz

PROF. DR. JOSEF ZACHER
Chefarzt der Klinik für Orthopädie
und Orthopädische Rheumatologie
Ärztlicher Leiter
HELIOS Klinikum Berlin-Buch
Hobrechtsfelder Chaussee 96
13125 Berlin

IMPRESSUM

Herausgeber und Verlag
Berufsverband der Fachärzte für Orthopädie e.V.
Kronprinzendamm 15
10711 Berlin
Telefon: 030 / 797 444 44
Telefax: 030 / 797 444 45
E-Mail: bvo@bvonet.de
www.bvonet.de

Gestaltung
Goscha Nowak, Berlin

Gesamtherstellung
Mercedes Druck, Berlin

ISBN 3-9811302-1-9

In diesem Buch enthaltene Dosierungsangaben und Therapieempfehlungen wurden mit aller Sorgfalt überprüft. Dennoch übernehmen Autoren und Verlag – auch im Hinblick auf etwaige Druckfehler – keine Gewähr für deren Richtigkeit. Es wird empfohlen, sich vor einer Medikation in jedem Fall anhand des Beipackzettels oder anderer Herstellerdokumentationen über Indikationen, Kontraindikationen und Dosierung zu informieren.